認知症「不可解な行動」には理由《ワケ》がある

佐藤眞一

大阪大学大学院

書 202

はじめに——認知症とともに生きる時代を迎えて

あなたは、認知症の人が日本にどれくらいいるか、ご存じでしょうか？

1万人？　10万人？　100万人？

いずれも違います。厚生労働省の推計によれば、2010年の時点ですでに226万人（65歳以上人口の8・1％）、2015年には262万人（同8・4％）、2020年には292万人（同8・9％）に達するとされているのです。大雑把にいって、65歳以上の人の10人に1人くらい、ということです。

ただし、これはどちらかといえば少ない見方で、研究者によっては2011年の時点で65歳以上のなんと15・7％、450万人としている人もいます。

また、65歳未満で発症する若年性認知症の人も、2011年の時点で3万7000人以上と推計されています。

いずれにせよ、認知症の最大の危険因子は加齢です。つまり、高齢になればなるほど認知症になる危険性は高くなり、65〜69歳では認知症の人は1・5％であるのに対し、

85歳では27％に達します。したがって、長寿化がさらに進めば、認知症の人もさらに増えるのは必至です。しかも平均寿命が女性86・30歳（2010年、世界1位）、男性79・55歳（同、世界4位）の日本では、今後もさらに長寿化が進むと考えられているのです。

これらの数字が意味するのは、もはや認知症は特別なものではない、ということです。私たちは、認知症が特別な社会ではなく、認知症がごく当たり前の社会、認知症とともに歩む時代に生きているのです。現代の日本では、誰もが認知症の人になり、認知症を介護する人になる可能性があるのです。かくいう私も、認知症の祖母と暮らした経験があります。そして、高齢の両親がいます。

認知症の人は、なぜ、あのような行動をとるのだろうか？
介護する人は、どのように、行動すればよいのだろうか？

この疑問に答えるために、本書では、認知症の人と介護する人の心と行動を、心理学・人間行動学の観点から読み解いていきます。そのために多数の事例を取り上げましたが、お名前を記した方の事例を除き、個人を特定できないように複数の事例を合わせ、一部属性を変えるなどしています。さらに、認知症の理解に必要な、認知や記憶に関する基礎知識も掲載しました。

あなたがこれから認知症になっても、介護する立場になっても、あるいはすでにどちらかであっても、周囲の人と心を通わせ、幸せな人生を送ることができますように。そして、本書を読み終わったとき、あなたの気持ちが少し楽になっていますように。本書が、認知症とともに生きる時代の、ささやかではあっても確かな道標になりますように。そのように願い、本書を執筆しました。

目次

はじめに――認知症とともに生きる時代を迎えて……3

第1章 認知症の人が抱える不安、家族が抱える不安……17

1 私の祖母と母のこと……18

「おばあちゃんが〝チホウ〟になっちゃった」……18
不安の中に生きていた祖母の、心もとなさを思う……21

2 軽度認知障害の診断は誰のためのものか……24

「物忘れ外来」に行ったAさんのケース……24
うつの原因となることもあるMCI診断……28
MCIでも3割は認知症に進行しない……30
MCI診断は、認知症の人と介護する人を救うのか？……32

■3 認知症であることを自覚する苦しみ、見守る悲しみ……36
「本人は何もわからない」わけではない……36
道に迷う、日時を間違える、見積書が書けない……38
社会的アイデンティティの喪失と、家族への影響……41
診断と告知、心ない言葉に傷つく……43
「この人は大変なのだ」という共感……47
取り戻した自信を、再び失う……50
介護する人・される人という仮面……51

第2章 認知症とは、いったい何なのか?……55

■1 「認知」とは、いったい何か……56
「心」とは、いったい何か……56
私たちの「心」を形作る「認知」……61

「認知」には、深さがある……65

2 認知のベースとなる「記憶」の仕組み……67

「記憶」とは、「過去に体験したこと」ではない……67
認知症になっても覚えていられる記憶……74
なぜ、私はこんなことを覚えているのか？……79

3 「認知症」とは、認知がどうなった状態なのか……85

「認知症」という病気があるわけではない……85
認知症には、中核症状と行動・心理症状（ＢＰＳＤ）がある……90
その場に合った適切な検索ができない……95
認知機能が同レベルでも、認知症の人とそうでない人がいる……98
ＤＳＭ改訂第５版で「認知症」の名称が変わる？……103
認知症の治療とケアはどこへ向かうのか……106

第3章

ケーススタディで理解する認知症①

認知症になると見られることが多い症状……111

ケース1
外出しなくなった／趣味を楽しまなくなった／本や新聞を読まなくなった／友だちにも会おうとしない……113
趣味を楽しまなくなるのはなぜか……115
感動しなくなるのはなぜか……118
なぜ、励ましてはいけないのか……120

ケース2
料理ができない／部屋の隅にガラクタを溜め込んでいる／やたらに小銭がいっぱいある／約束を忘れる……122
ガラクタや小銭を溜め込むのはなぜか……124
今朝したばかりの約束を忘れるのはなぜか……127
なぜ、怒ってはいけないのか……130

ケース3
同じことを何度も言う／人の話を聞かない／同じものを何度も買ってくる／冷蔵庫に同じものばかりが入っている／旅館で自分の部屋がわからなくなる／買い物に行って迷子になる……132
同じことを何度も言うのはなぜか……134
よく知っている道がわからなくなるのはなぜか……135
なぜ、自己中心的だと思ってしまうのか……138

ケース4
いつも何かを探している／「お金を盗んだ！」と妻を責める／「浮気しているんだろう」と妻を疑う……141
もの盗られ妄想や嫉妬妄想が起こるのはなぜか……143
事実ではないことを事実だと思うのはなぜか……145
なぜ、反論してはいけないのか……147

ケース5
世話してくれる人につきまとう／記憶力が悪くなっていることを認めない／病院に連れて行こうとすると拒否する……150

始終つきまとうのはなぜか……151
病院に行こうとしないのはなぜか……153
なぜ、傷つけてしまうのか……155

第4章 認知症が進行するにつれて現れることが多い症状……157

ケーススタディで理解する認知症②

ケース6 服を着替えさせたり入浴させたりしようとすると暴れる……159
着替えや入浴を拒否するのはなぜか……160
なぜ、すぐではダメなのか……162
ケース7 嘘の話をする／妄想を抱く／金銭に異常にこだわる……164
まことしやかに嘘を言うのはなぜか……166
やたらにお金にこだわるのはなぜか……171

なぜ、嘘を「嘘だ」と言ってはいけないのか……174
ケース8 周囲にいる女性の身体に触る／卑猥なことを言う……176
性的な逸脱行為をするのはなぜか……178
なぜ、病気への理解が重要なのか……181
ケース9 夕方になると「家に帰る」と言って家を出て行く／昼夜逆転／不眠／夜間にせん妄状態になる／何か作業のようなことをする／収集癖がある……183
家にいるのに「家に帰る」と言うのはなぜか……185
トイレットペーパーを巻き取るのはなぜか……187
なぜ、問いかけに答えてはいけないのか……190
ケース10 家の中を徘徊する／オムツを外して廊下で放尿する／紙などを食べる……194
オムツを脱いでしまうのはなぜか……196
食べ物でないものを食べるのはなぜか……197

なぜ、オムツを強制してはいけないのか……199

第5章 ケーススタディで理解する認知症③
認知症が重くなると目立ってくることが多い症状……205

ケース11 驚くほど大量に食べる／食べたばかりなのに「ご飯を食べさせてもらえない」と訴える……207
「ご飯を食べていない」と言うのはなぜか……208
なぜ、嫁の味方をしなければいけないのか……210
ケース12 介護する人を大声で怒鳴る／殴りかかる／家の中で迷う／人が大勢いる場所で立ちすくむ／一般名称が思い出せない……214
怒鳴ったり、殴りかかったりするのはなぜか……216
人ごみで立ちすくむのはなぜか……217

なぜ、感情的に反応してはいけないのか……218

ケース13 感情が激変する／情景を理解できない／音楽を流すと嫌がる／鏡に向かって話しかける……221
些細なことで感情が激変するのはなぜか……223
音楽が嫌いになるのはなぜか……224
なぜ、衝撃を受けたのか……226

ケース14 服を着られない／歯を磨けない／箸を使えない／皿を舐める……228
当たり前のことができなくなるのはなぜか……230
なぜ、手を貸してはいけないのか……231

ケース15 オムツを外して自分の便をいじる／奇声をあげる／ウトウトしている……233
便を平気で弄ぶのはなぜか……234
なぜ、力ずくでやめさせてはいけないのか……236

第6章 認知症の原因はアルツハイマーだけではない……239
1 レビー小体病のケース……241
3D映像のようなリアルな幻覚に戸惑う……241
スイッチオンとオフが突然切り替わる……243
2 ピック病のケース……246
スーパーで繰り返し万引きをして、捕まった……246
妻の首を本気で絞めた……249
第7章 「ケア」と背中合わせにある「コントロール」……253
1 私の祖母と母の、ケアとコントロール……254
祖母の手と自分の手を紐で結んで寝ていた母……254

手を紐で結んで寝るのは虐待か……255
ケアとコントロールの間で……259
■2
「介護は家族にされてこそ幸せ」という神話……263
私たちの心にある「家族介護の神話」を超えて……263
おわりに……266

第1章

認知症の人が抱える不安、家族が抱える不安

1 私の祖母と母のこと

「おばあちゃんが〝チホウ〟になっちゃった」

「どちら様でしょうか？　今日は家の者はみんな出かけていて、誰もいません」

認知症について考えるとき、私の脳裏にはいつも、玄関の戸を開けた私たちに向かってこう言った、祖母のおびえた顔が浮かびます。と同時に、

「おばあちゃんは、〝チホウ〟になっちゃったんだって……」

と言って泣いていた母の姿が蘇ります。認知症の人が抱える不安と苦しみ、その家族が抱える不安と苦しみ。それは、私にも無縁ではありません。

祖母が「どちら様でしょうか？」と言ったのは、私が小学校4年生のときでした。今思えばそれが、私が認知症というものを意識した最初でした。その日、両親と弟と私は、祖母に留守番を頼んで出かけ、夕方家に帰りました。玄関で「ただいま」と言った母、すなわち自分の娘に向かって、「どちら様でしょうか？」と、祖母は言ったのです。

「どうしたの、おばあちゃん。私よ。ふざけてるの？」

母の言葉に、強《こわ》ばっていた祖母の顔から一瞬表情が消え、次の瞬間、フッといつもの顔に戻りました。私の記憶はそこで途切れています。

祖母に関する次の記憶は、学校から帰った私の傍《かたわ》らをすり抜けるようにして、

「おばあちゃんが、いなくなっちゃった！」

と、母が家を飛び出して行ったことです。思いつく限りのところを探しまわったのでしょう、あたりが暗くなる頃、憔悴《しょうすい》しきった様子で母が帰ってきました。私は、いつもならば台所からよいにおいが漂ってくる頃になっても、母がいっこうに食事の支度をしてくれないことに、腹を立てていました。しかし、そのことを言ってはいけないことが、子ども心にもわかっていました。

やがて父が帰宅し、母と二人で「警察に電話しようか」と相談しているとき、近所の人に伴われて祖母が帰ってきました。前に見た、あの不安そうな強ばった表情をし、手にはアルミニウムの鍋を握りしめていました。

その前の晩、夜中に起き出した祖母は、朝だと勘違いしたのでしょう、夕食の残りのみそ汁が入った鍋を火にかけ、そのまま寝てしまったのです。鍋の焦げるにおいに気づ

いた母が、起きて火を止めたからよかったものの、鍋は真っ黒に焼けて煙を上げ、危うく火事になるところでした。驚愕した母は、すぐさま祖母を起こし、

「なんでこんなことをしたの？　火事になったらどうするのよ。こんなに焦げちゃって、お鍋だって使い物にならないじゃないの！」

と、責めたのです。ところが祖母は、そんな母をただポカンと見つめるばかり。自分が何をしたか、まったく覚えていなかったのです。しかし翌朝、祖母は一人で、５００メートルほど先にある金物屋へ鍋を買いに行きました。そして、帰り道がわからなくなってしまったのです。


こんなことがあったからでしょう、母は祖母を医師に診せることにし、近所の医院へ連れて行きました。そして、帰宅すると、祖母のいないところで私と弟に、

「おばあちゃんは、〝チホウ〟になっちゃったんだって……。チホウっていうのは、バカっていうことで、もう治らないんだって」

と言い、身をよじるようにして泣きました。このとき私は、「チホウ」が「痴呆」であることを知りました。当時はまだ認知症という言葉はなく、痴呆という言葉が使われていたのです。

不安の中に生きていた祖母の、心もとなさを思う

認知症は、「なった本人は何もわからないからよいが、家族が大変だ」と、よく言われます。しかし、本当にそうでしょうか？

私たちに向かって「どちら様でしょうか？」と言ったとき、祖母は明らかに見当識《けんとうしき》障害を起こしていました。見当識とは、自分が今置かれている状況を理解する能力のことで、「今はいつ？」「ここはどこ？」「あなたは誰？」という、時間・場所・人の3つに大きく分けられます。

私たちは、普段意識することはありませんが、時間の経過と場所や人を認識しながら生きています。今日は何時に起きて、午前中はどこへ行って何をして、午後はどこで誰と会ったというように、時空の中に自分を位置づけ、それを記憶しながら生きているのです。

ところが認知症になると、その能力が失われていきます。今がいつで、ここがどこで、目の前にいる人が誰か、わからなくなるのです。もしもあなたが、何らかの事情で、気を失っているうちに知らない場所に運ばれてしまったとしたら、どうでしょうか？　目

覚めたとき、今が何月何日なのか、夜なのか昼なのか、日本なのか外国なのか、周囲にいる人が味方なのか敵なのか、まったくわからないとしたら？　ものすごく不安になるはずです。そして、あたりを見回したり、震えたり、声をあげたり、場合によっては走って逃げたりするのではないでしょうか。

玄関に私たちを迎えた祖母は、ちょうどそんな状態でした。留守番をしている間に見当識障害に陥った祖母は、ここが自分の家であることや、家族が出かけていることは覚えていたものの、家族の顔がわからなくなってしまったのです。ですから、玄関の戸を開けて見知らぬ人たちがドヤドヤと家に入ってきたと思い、驚き、恐怖に駆られたのです。それでも、「留守を守らなくては」という使命感から、勇気を振り絞って「どちら様でしょうか？」と、先頭にいる女性に問いかけたのです。

このときの見当識障害は一時的なものであったため、祖母は母の言葉を聞いて、元に戻りました。しかし、認知症が進行していくに従って、見当識障害も進行していきます。鍋の一件があったときには、時間の見当識も、場所の見当識も障害されていたと考えられるのです。

また、その頃には記憶障害もかなり進んでいました。母に「なんでこんなことをしたの?」と問い詰められてもポカンとしていたことから、それは明らかです。自分のしたことをまったく覚えていないのですから、母の叱責は、祖母にとっては身に覚えのない、理不尽なことです。なぜ、夜中に起こされて責められるのかがわからないので、さぞかし、つらく、恐ろしく、悲しい気持ちがしたことでしょう。

さらに、祖母は、母の意図を理解することもできませんでした。母は、鍋を火にかけていたのを忘れたことを責め、二度とそのような危険なことをしないでほしいと言っているのですが、祖母は言葉の表面だけを捉え、鍋が使い物にならなくなったから新しいものを買わなくては、と思ったのです。

このように、認知症の人の行動と、介護する人の行動はすれ違っていきます。そのため、介護する人は認知症の人の行動の意味がわからず、イライラし、あるいは悲しくなり、疲労困憊していきます。しかし、本当は、いちばんつらいのは認知症の人自身なのです。なぜなら今がいつか、ここがどこか、相手が誰か、わからない。さっきしたことも思い出せない。事実であると思って言ったことを、否定される。では、この世界は本物ではないのか? 私が見ているのは、現《うつつ》なのか夢なのか? そして、私はいったい誰なのか? 認知症の人は、このような実存不安の中に生きている、いえ、生きざるを得ないからです。

2　軽度認知障害の診断は誰のためのものか

「物忘れ外来」に行ったAさんのケース

ところで、あなたは「物忘れ外来」という名称を耳にしたことがあるでしょうか。ご存じの方も多いと思いますが、「近頃どうも物忘れが多い」「複雑なことができない」といった、記憶や認知の衰えが気になる人が受診する診療科です。

私の祖母のケースもそうでしたが、一昔前までは、異常な行動が目立つようになり、誰もがおかしいと思うようになってから、医師に診せるのが普通でした。この段階では、認知症は中等度から重度になっているわけですが、いずれにせよ治療薬も何もない時代ですから、いつ病院に行くかは大した問題ではありませんでした。

しかし、アリセプトなどの認知症治療薬が登場して、状況が変わりました。治療薬についてはは後ほど詳しく述べますが、早期発見・早期治療がよしとされるようになったのです。そのため、病院に「物忘れ外来」ができ、認知症かどうかを診断するだけでなく、もっと軽い段階であるMCI（Mild Cognitive Impairment：軽度認知障害）の診断も行われるようになったのです。

MCIは、健常な人と認知症の人の中間の段階、いわばグレーゾーンなので、現時点では正式な病名の診断というわけではありませんし、MCIと診断された人のすべてが認知症になるわけではありません。どの程度の人が認知症に進行するのかは後ほど述べるとして、まずはMCIとはいったいどのような状態を言うのか、具体的に事例を見てみましょう。

Aさん（75歳）は専業主婦で、歩行困難で「要介護1」の夫（81歳）と、娘夫婦と同居しています。娘（50歳）もその夫（52歳）も会社員で、子どもはいません。

Aさんが同じことを繰り返し言うようになったのは、3年ほど前からでした。「乾電池を買ってきてくれた？」とか、「おばさんに喜寿のお祝いを贈ってくれた？」とか、「郵便受けを直してくれた？」などと、とっくにやったことを何度も尋ねるのです。あるいは、いただきもののお菓子がおいしかったことや、散歩に連れて行った飼い犬をほめられたことなどを、まるで初めてそれを言うように、嬉々として何度も話します。

　初めのうちは娘も「そうね」とか、「やっておいたわよ」などと適当に相づちを打っていましたが、だんだんこのようなことが頻繁に起こるようになったので、つい「また同じことを言って！」とか、「やったって言ったじゃないの、何度も同じことを言わないでよ！」と、声を荒らげてしまうことがたびたびに。

　しかし、娘はしだいに「もしかしたら認知症ではないだろうか？」と心配になり、注意して様子を見ていると、Aさんは1週間前にもやってきた弟夫婦に「久しぶりね」と言ってみたり、練りわさびを何本も買い込んでいたりすることに気がつきました。「どうして、練りわさびばかり何本も買ってくるの？」と尋ねると、「え、そう？」という返事。自分が何本も練りわさびを買ってきていること自体を覚えていないようです。

　さらに、娘が銀行からおろしてきた家計費をAさんに渡し、いつもの引き出しにしまっておくように言っておいたところ、引き出しにお金が入っていないという事件も起こりました。「どこへやったの？　なくしちゃったんじゃないでしょうね！」と、怒りながら家中を探すと、なぜか台所の食器棚の中にお金がありました。

　このほかにも、新聞の購読契約を何紙もしてしまったり、薬を飲む時間や、夫をデイサービスに行かせる日を忘れていたり……等々のことがあり、娘がつい怒ると、夫もいっしょになって「また忘れたのか！」などと言うために、夫婦喧嘩になることもあります。「お母さん、認知症なのかな」と娘が言ったときは、「そんなにボケてないわよ」と笑っていたAさんですが、娘に怒られた後などは、真剣な顔をして黙り込んでいることがあります。そんなときは、娘が「どうしたの？」と尋ねても、「何でもないわよ」と言うだけで、何を考えていたか話すことはありません。

「やはり認知症なのではないか。もしかしたら、母も自分自身のことを心配しているのかもしれない」と思った娘が、デイサービスの職員に相談したところ、市内の病院の物忘れ外来を受診することを勧められました。そこで、「健康診断」だと言ってAさんを連れて行き、検査をしてもらいました。問診、血液検査、MRIなどに加えて、WMS-Rという記憶検査と、MMSEという認知症検査も行われ、結果は「認知症ではないが、MCI、すなわち軽度認知障害である」というものでした。

記憶検査と認知症検査が自分で思っていた以上によくできたらしく、「頭のテストは大丈夫だったわね」と喜んでいたAさんですが、「軽度認知障害」という言葉を聞いたとたん、さっと顔色が変わりました。そして、医師が「MCIと診断されたからといって、全員が認知症になるわけではありません」と説明しても、表情は硬いまま。その後はふさぎ込むことが多くなり、好きだった人形作りもしなくなってしまいました。このままではよけい症状が進行してしまうのではないかと、娘は気が気ではありませんが、どうしたらよいかわからず、娘自身も気が滅入るようになってしまいました。

うつの原因となることもあるMCI診断

いかがでしょうか？　MCIとはどのような状態か、イメージをつかむことができたでしょうか。おそらく、「こんな状態なら、うちの親もそうだ」とか、「自分もこういうことがある」と思った方も多いのではないでしょうか。

MCIの診断基準は、認知機能が低下している自覚がある、もしくは周囲がそれを感じていて、検査をすると年齢相応よりも成績が悪いけれど、認知症ではない、というものです。つまり、MCIの段階では会話も普通にできますし、日常生活に支障もありません。ただし、ほとんどの場合、物忘れが目立ちます。

MCIには、記憶障害がある「健忘型」と、記憶障害のない「非健忘型」がありますが、大部分が記憶障害のある健忘型なのです。Aさんの場合は、自分が話したことや依頼したことを忘れて何度も言ったり、同じものをいくつも買ってきたり、お金をしまい忘れたり、新聞を何紙も契約してしまったり、服薬や夫のデイサービスを忘れたりと、さまざまな物忘れが起こりました。

また、ＭＣＩでは物忘れのほかにも、報告書を書く、知らない場所に旅行する、凝った料理を作るといった、複雑なことがうまくできなくなります。しかし、仕事をリタイアして家にいることの多い高齢者では、このようなことをする機会自体が少ないため、目立ちません。

Ａさんは、表面上は「私はボケていない」と否定していますが、心の中では記憶力が悪くなっていることを心配しています。ですから、記憶検査と認知症検査の際に、自分の予想を上回る回答ができ、嬉しくなったのです。ところが、ＭＣＩだと診断されてしまいます。健忘型のＭＣＩは、記憶検査の成績は健常者に比べると悪いものの、認知症検査の成績はさほど悪くないのです。

そして、ＭＣＩと診断されたＡさんは意欲を失い、うつ状態になってしまいます。さらに、そんなＡさんを見た娘も、「物忘れ外来に連れて行ったのが悪かったのではないか」と自責の念に駆られ、「このままでは本当に認知症になってしまう」と心配し、自分自身がうつ状態になりかかっています。

実は、ＭＣＩ診断の大きな問題が、ここにあります。確かに、早期発見・早期治療は重要です。しかし、診断された人と家族の心のケアが何もない中で、ＭＣＩ診断を行うことが、果たしてよいことなのかどうか。現状では、ＭＣＩを治す方法はないのです。

ＭＣＩでも３割は認知症に進行しない

Ａさんは、ＭＣＩと診断されたことを、必ず認知症になると宣言されたように感じてしまったようですが、実際にはどうでしょうか。どの程度の人が、ＭＣＩから認知症に進行するのでしょうか？

ある調査では、物忘れを自覚して受診しＭＣＩと診断された人のうち、１年以内に認知症に進行する人は10～15％、４年間でおよそ50％の人が認知症に進行するという結果が出ています。その一方で、ＭＣＩと診断された人のうち、70％は認知機能が徐々に低下したが、30％は低下しなかったという調査結果もあります。周囲の人が気づくほど物忘れがあっても、３割の人は認知症にならなかったということです。

ただし現状では、ＭＣＩの検査方法自体に、まだ改善の余地があるという問題もあります。ＭＣＩ専用の検査もいくつか考案されてはいるものの、まだ完成度が低く、正確な診断ができるとは言い切れない状態なのです。そのため、ＭＣＩの診断には認知症の診断と同じ記憶検査（ＷＭＳ‐Ｒ：Wechsler Memory Scale-Revised）や認知症検査（ＭＭＳＥ：Mini Mental State Examination）が用いられることが多く、Ａさんが受けたのもこれでした。とはいえ、脳脊髄液に含まれる特殊なたんぱく質の量など、バイオマーカー（生物指標化合物）を調べる方法も併用されつつあり、認知症やＭＣＩの診断方法が進化してきているのも事実です。健康診断で認知症やＭＣＩの検査が行われるようになるのも、そう遠い将来のことではないかもしれません。

さらに、医師が認知症を含む精神障害の診断をする際のガイドライン、アメリカ精神医学会の診断統計マニュアル（ＤＳＭ：Diagnostic and Statistical Manual of Mental Disorders）が、２０１３年に改訂されて第5版になりますが、そこには新たにＭＣＩの項目が加わり、診断基準が示される予定です。ＤＳＭは、世界保健機関が定めた国際疾病分類（ＩＣＤ：International Statistical Classification of Diseases and Related Health Problems）とともに、世界各国で用いられている診断基準であり、もちろん日本の精神科医も用いています。したがって、２０１３年以降、ＭＣＩの診断や治療に何らかの変化のあることが予想されます。なお、ＩＣＤも第11版への改訂が２０１５年に予定されています。

ところで先ほど、現状ではＭＣＩを治す方法はないと述べました。軽度の認知障害から回復するためには、有酸素運動がよいとか、食事はどのようなものを摂るべきだとか、社会的な交流が大事だとか、さまざまなことが言われていますが、これらをすべて行っても、ＭＣＩを治したり、認知症への進行を防いだりすることはできないのです。

ただし、認知症の治療に使われるアリセプトなどの薬を早い段階で投与することで、進行が遅くなったり、記憶障害が改善したりする人がいるのは事実です。投薬によって治すことはできないけれど、ある程度の効果をあげることができるという意味では、ＭＣＩも認知症と同様なのです。

ＭＣＩ診断は、認知症の人と介護する人を救うのか？

早期の投薬によって、進行が遅くなったり記憶障害が改善したりするならば、少しでも早くＭＣＩ診断を受けるべきだと、あなたは思いますか？

本来ならば、そうするべきだと、私も思います。地域に住む65歳以上の人の５％がＭ

ＣＩに該当するというデータもあり、ＭＣＩの診断と治療は大きな問題だからです。しかしその一方で、物忘れ外来を受診する人の多くは、受診の段階ですでにうつ状態になっているという事実があります。

実は、物忘れがある程度進んだ人は、自分が物忘れしたことを覚えていない、というパラドックスがあります。忘れたことを忘れるのです。ところが、家族は違います。本人がしょっちゅう財布を探しまわっていたり、いくつもティッシュペーパーを買ってきたりすることを、目の当たりにしているのです。しかも、その事実を指摘しても、本人は「え？」という反応です。すると、家族はますます心配になり、しっかりしてほしいという思いから、「ほら、また忘れた」「何度言ったらわかるの」「いつも忘れるんだから」などと、そのたびごとに厳しく指摘してしまいます。

最初は「自分はボケていない」と思っていた人も、何度も繰り返し指摘されるうちに、しだいに「もしかしたら、自分はおかしいのかもしれない」と思うようになっていきます。そこへ、追い討ちをかけるように「また忘れた」という叱責が浴びせられるのです。うつ状態になるのも無理はありません。しかし、家族は心配のあまり言っているのですから、家族を責めることもできません。

このような状態の人が、ＭＣＩと診断されたとしたら、どうでしょうか。完全にうつになってしまってもおかしくありません。Ａさんも娘に怒られた後、真剣な顔をして黙り込んでいることがありました。おそらく、「自分はおかしくなっているのだろうか？」と、自問自答していたのではないでしょうか。だからこそ、検査が予想以上にできたことに、とても喜んだのです。しかし、診断結果はＭＣＩでした。

Ａさんを診た医師は、このようなＡさんの気持ちに配慮し、本人のいる前で診断結果を告げるのではなく、家族にだけ伝えるべきだったかもしれません。しかし、たとえ結果を告げられなかったとしても、本人が不安でないかと言えば、そうではありません。やはり、大きな不安を抱えてしまう人が多いのです。

なぜならば、記憶検査や認知症検査では、「後でお聞きしますから、これから私が言う3つの言葉を覚えていてください」とか、「100から7を引いてください」といった質問をされるため、自分の頭が試されているのだということが、はっきりわかるからです。「大丈夫だと言われたけれど、本当に大丈夫なのだろうか？」という思いが、拭い切れなくなってしまうのです。

では、いったいどうすればよいのでしょうか？　診断方法に関して言えば、ＭＲＩなどの画像診断や、尿や血液、脳脊髄液中のたんぱく質、遺伝子などのバイオマーカーによる診断が、飛躍的に進歩しています。そのため、将来的にはこちらが主になり、検査を受けただけで本人が不安になるといった事態は、避けられるようになるかもしれません。

また、診断方法がどうであれ、本人と家族の心のケアをすることが大事です。が、現状では患者や家族の心のケアにまで気を配っている病院は、ごくわずかです。ケアは、介護または福祉の領域だと考えられているからですが、私の祖母の時代と違って、今はMCIや認知症を〝治療する〟時代です。MCIや認知症が治療の対象であり、かつ〝治らない〟病気である以上、そこには医学だけでなくケアの視点が必要ではないでしょうか。そうでなければ、MCI診断は、認知症の人と介護する人を救うものではなく、不安を増大させるだけのものになってしまうかもしれません。

3　認知症であることを自覚する苦しみ、見守る悲しみ

「本人は何もわからない」わけではない

先に、いちばんつらいのは認知症の人自身だと述べましたが、そのつらさとは、具体的にどのようなものなのでしょうか？　私たちは、長い間そのつらさを理解することができませんでした。というのも、老化によって認知機能が自然に低下する中で発症する高齢者の認知症は、本人に自覚がなく、周囲が気づいたときには、すでに病状がかなり重くなっているのが普通です。そのため、本人が自分の内面を語れる状態ではないからです。

ところが65歳より前、40代50代で発症した若年性認知症の人たちが発言するようになって、事情が変わりました。働き盛り、子育て真っ最中の年代であるため、報告書が書けない、約束を忘れるなどの異変が表に現れやすく、早い段階で周囲も本人も「変だな」と気づくのです。その段階では、自分の記憶や認知がおかしくなっていく自覚があり、本人が自分の内面を語ることができます。

では、なぜこれまで若年性認知症の人が発言しなかったかといえば、認知症が痴呆と呼ばれていた時代には、私の祖母が「バカになった」と言われたように、差別的に扱われることが多かったからです。若年性認知症の人が昔はいなかった、というわけではありません。そんな状況が大きく変わったのは2004年、国際アルツハイマー病協会の国際会議が京都で開かれ、若年性認知症の男性が自分の状態や気持ちを語ってからです。「本人は何もわからない」とされていた認知症の常識が、根底からくつがえされたのです。

この男性は越智俊二さんといい、渡辺謙さんが映画『明日の記憶』（原作は荻原浩さんの同名の小説）の主役を演じるにあたって、演技のモデルにした方です。若年性認知症の主人公を演じた渡辺さんと、その妻を演じた樋口可南子さんは、越智さん夫妻を5ヵ月間取材して作られたNHKのドキュメンタリー番組『ふたりの時を心に刻む』（2005年3月放送）を繰り返し見て、演技の参考にしたそうです。

ここでは、妻の須美子さんが書いた手記『あなたが認知症になったから。あなたが認知症にならなかったら』をもとに、認知症の人と介護する人の気持ちを、具体的に見ていくことにしましょう。

道に迷う、日時を間違える、見積書が書けない……

越智さん夫妻が初めて異変に気づいたのは、俊二さんが48歳、須美子さんが42歳のときでした。工務店に勤務していた俊二さんが、工事現場に行こうとして、行けなくなってしまったのです。前の日に会社のメンバーと下見に行き、他の人は難なく現場に着いたのに、俊二さんだけが道に迷い、現場にたどり着けませんでした。さらに俊二さんは、見積書が作れない、必要な資材を手配し忘れる、工事の日時を間違えるなど、さまざまなミスを繰り返すようになっていきます。そして、「あいつはバカになった」と言われたり、大事な会議の予定を知らせてもらえなくなったりと、しだいに社内で孤立していきました。

俊二さんが現場に行けなかったのは、場所の見当識障害によるものですが、おそらくは、これが最初に出た症状というわけではなく、これより前にも何らかの症状が出ていたはずです。ただ、ちょっとした物忘れなどは中年になれば誰にでもあることですし、疲れていれば注意力も低下しますから、それが認知症の症状であるとは気づかないのです。

現場に行けなかったときに初めて、俊二さんは自分が道に迷ったことをおかしいと感じ、「俺だけ忘れるったいね。どうしてやろか」と言っています。自分がおかしいという自覚、言い換えれば「病識」が生じたのです。そして、現場までの道順を調べて地図に書き込んだり、何枚も何枚もメモを書いたりと、さまざまな手だてを講じます。しかし、メモしたこと自体を忘れてしまったりするため、トラブルを防ぐことはできません。つまり、自分で自分の行動をコントロールすることができないのです。

この、自分で自分をコントロールできない状態は、認知症だけにあるのではありません。たとえば摂食障害で過食のある人は、自分でそうしたいと思っているわけではないのに、大量に食べることをやめられません。こんなに食べてはいけないとわかっていても、食べ続けてしまいます。そして、どうしてそうなのか、自分でもわかりません。認知症の人も同様です。忘れてはいけないとわかっていても、メモをしても、忘れてしまうのです。

自分で自分の行動をコントロールできない状態は、人間にとって非常につらいものです。なぜならば、人間は自律的な存在だからです。たとえば私たちは、今日は何色のシャツを着ようとか、お昼ご飯は何を食べようとか、休日には何をしようとか、自分の行動を自分で決め、そのように行動します。これがすなわち自律ですが、言い換えれば自律とは自由であり、人間にとって自律性が失われること、自由を制限されることは、苦しいことなのです。

それは、自宅で暮らしていた人が施設に入所すると、不適応を起こして2～3ヵ月の間うつ状態になることからもわかります。施設に入ったからといって、身体的な状態が変わるわけではありませんし、具合が悪くなっても助けてもらえるのですから、かえって安心感があるはずなのに、一時的に精神状態が悪くなるのです。

その原因はいくつかありますが、大きな要因の一つに、食事の時間や内容、入浴の時間や順番など、日常生活のほぼすべてにおいて、施設側が決めた通りに行動しなくてはならないことがあります。それまでは好きな時間に好きなことをしていたのが、そうはいかなくなるのです。自由が制限されること、自律的に行動できなくなることに、人間は容易に適応できないのです。

認知症の人は、自分の行動を自分で決め、そのように行動することができなくなっていきます。「明日の朝9時に、何々町の現場に行こう」と思っても、日時を間違えたり道に迷ったり、約束自体を忘れたりして、それができません。ほかの誰かに強制されたからではなく、自分の中にある病によって、自由が奪われ、自律できなくなっていくのです。

このことは俊二さん自身と、俊二さんの苛立ちを垣間見ている須美子さんには、わかっています。しかし、会社の人たちにはわかりません。そのため、俊二さんが引き起こしたトラブルに振り回され、尻拭いをすることがたび重なると、不満が高まっていきます。「あいつがいると、トラブルになる」「いっそ、いてくれない方がいい」となるのも、無理はないのかもしれません。

社会的アイデンティティの喪失と、家族への影響

認知症を発症し、それまでのように仕事をこなせなくなった俊二さんは、徐々に社会的アイデンティティを失っていきます。アイデンティティとは、「自分とは何者か」ということであり、その人がその人であるという一貫性が、時間的・空間的に成り立ち、それが他者や共同体からも認められていることです。つまり、昔も今も、どこへ行っても、私は私であり、そのことが私自身にも周囲の人にも明白な状態です。

また、アイデンティティは1つではなく、同じ一人の人でも、仕事上のアイデンティティ

ティと家でのアイデンティティは異なっています。社会的アイデンティティとは、「社会的な関係の中で、自分とは何者か」ということであり、具体的には、「難しい仕事も楽々とこなす頼りになる部長」とか、「面倒見がよくて優しい先生」といったことです。

俊二さんは、自分ではまだ仕事ができると思っていますが、会社の人はそう思っていません。つまり、私が私であることを他者が認めてくれない状態です。こうなると、いくら自分で「仕事ができる」と言っても、「いや、できない」と否定されてしまうので、俊二さん自身が抱いている自己像が崩壊していきます。「自分とは何者か」が、わからなくなってしまうわけで、これがすなわちアイデンティティの喪失です。

認知症の人は「私はいったい誰なのか」という実存不安の中に生きていると述べましたが、それはまさに、「自分とは何者か」というアイデンティティを喪失したところにある不安なのです。

このような状態が本人にとって苦しいのはもちろんですが、実は家族にとっても、とても苦しいことなのです。なぜならば、社会的アイデンティティを失うとは、それに伴う社会的評価も失うことを意味するからです。誇りに思っていた夫が、同じ会社の人からバカにされていたと知ったら、どうでしょうか。尊敬していた父が、ほかの人に信用されていなかったと知ったら、どうでしょうか。自分が傷つけられたのと同様の、場合によってはそれ以上の、痛みを感じるのではないでしょうか。家族もまた、深い傷を負うのです。

診断と告知、心ない言葉に傷つく

会社にいづらくなった俊二さんは、52歳のとき、ついに退職します。しかし、子どもたちはまだ学生ですし、マイホームを購入した直後でもあり、お金が必要です。俊二さんは日雇いの仕事を自分で見つけてきますが、「目の焦点が合っていないし、集中力が欠けている」と言われて、その仕事も辞めざるを得なくなってしまいます。

一方、須美子さんはこの時点でもまだ俊二さんが病気だとは思わず、「病院に連れて行こうという発想もなかった」と述べています。「今はそのことを後悔している」と書いていますが、病院に行かなかったのは無理もないことで、50歳そこそこの人が認知症だとは誰も思わないでしょう。認知症は高齢者がなるものだと思うのが、普通なのです。

とはいえ、その後も症状は進行し、須美子さんが仕事で留守の昼間、俊二さんは家にやってきた見知らぬ人にお金を渡したり、詐欺まがいのリフォーム業者を家に上げたりしてしまいます。心配になった須美子さんが知人に相談し、その人から脳神経外科を紹介されて、ようやく検査を受けることになりました。結果は、アルツハイマー病でした。

映画『明日の記憶』では、アルツハイマー病と診断されて絶望した主人公が、医師の誠実な言葉によって生きる気力を取り戻しますが、現実はまったく逆でした。診断結果を、「なぜ、私だけに言ってもらえなかったのか」と須美子さんが詰め寄ると、看護師が、「(どうせ本人は) すぐに忘れるから、いいじゃないですか」と言ったのです。今はさすがにこのような人はいないと思いますが、2000年当時は、医療従事者の中にも認知症への理解が足りない人がいたのです。

もちろんこの時点では、俊二さんが何も覚えられないわけではありません。覚えられないこともあれば、覚えられることもあるのです。特に、怒りや悲しみや喜びといった激しい感情とともに体験したことは、強く記憶に刻み込まれます。このときの俊二さんも、怒りや絶望などの強い感情とともに診断結果を聞いたはずで、すぐに忘れるなどということは、あり得ません。

そんなことがあった翌日、二人は俊二さんの実家に行き、診断の結果を告げました。ところが、俊二さんのお父さんの返事は「あんたが一人で騒ぎようとやろ」というものでした。本当は何でもないのに、須美子さんが必要以上に騒ぎ立てて、ありもしない病気を作り上げているんだろう、というほどの意味でしょうか。この一言に須美子さんは深く傷つきました。そして俊二さんもまた、息子が病気であることを認めようとしないお父さんの言葉に「自分は父に愛されていない」と思い込み、深く傷つきました。

確かに、お父さんの一言は適切とは言えません。しかし、アルツハイマー病の深刻さをお父さんは知らなかったのでしょうし、二人がそれをうまく伝えられなかったのかもしれません。また、「俊二さんが仕事を辞めたことに腹を立てていた」とも書かれていますから、お父さんは病気のことを告げられる前から、「我が子ながら情けないやつだ」と思っていたのかもしれません。

そのようなベースがあったために、「働き盛りの男が怠け心から仕事を辞めて、病気だと言い訳しにきた」と思った可能性があります。自分の息子に強く立派であってほしいと思っているがゆえに、仕事を辞めた病気の、お父さんの基準で言えば〝弱い〟息子を、受け入れられなかったのです。

実は、自分の子の精神障害を受け入れられない親は、それほど珍しくありません。たとえば、統合失調症で社会的関係がうまく作れず、自分の部屋に引きこもっている人がいますが、それを病気だと認められずに「うちの子は仕事もせずに、怠けてばかりいる」と言う親がいます。病気ではなく、学校の成績が悪い場合にも同様のことは起こり、このようなケースの場合、たいていは親が非常に強いのです。俊二さんも、お父さんが厳格で、話すときはいつも敬語、口答えなどしたことがなかったそうですから、強い親とその息子という構図そのものです。

俊二さんと須美子さんは、それまでにさんざん悲しい思いをしています。会社で悲しい思いをし、診断で悲しい思いをし、悲しみを分かち合ってくれると思って親に話したら、突き放されてしまったのです。仕事ができずに会社を辞めたという社会的な失敗を、会社の人に責められるのとはまた別の意味で、責められたのです。自分で自分の行動をコントロールできないつらさを、嫌というほど味わってきたのに、なぜ自分をコントロールしないのかと、責められたのです。

本当に、苦しかったと思います。しかし、須美子さんが書いているように、お父さんは自分よりずっと若い息子が認知症であるという事実を受け入れることができなかったのであり、お父さんもまた、傷ついていたのです。

「この人は大変なのだ」という共感

家計を支えるために須美子さんは働いていて、昼間は留守です。明るく送り出してくれるために、須美子さんは、俊二さんが昼間一人でいても大丈夫だと思っていました。ところが、NHKのドキュメンタリーに出ることになって、図らずもそうではないことが判明しました。据え置かれたテレビカメラに映っていたのは、須美子さんが書いた貼り紙を何度も読み返し、須美子さんがいないかどうか台所を何度ものぞき、玄関から通りに出て須美子さんの帰りを待つ、不安そうな姿だったのです。

この映像を見たことで、須美子さんは俊二さんの大変さを、深いところで理解できるようになりました。「この人は大変なんだ」と思ったわけですが、それが実はすごく大事なことなのです。介護する人は、ともすれば自分の大変さにとらわれて、介護される人の大変さを忘れてしまいがちです。自分がいちばん大変だ、自分だけが大変だと思ってしまうと、介護を続けることが苦痛になってしまいます。そして、その先は虐待や心中につながっています。

私も大変だけれど、本当はこの人がいちばん大変なのだ。そのような共感が介護には必要であり、相手を思いやる気持ちは、共感から生まれるのです。ただ、俊二さんの思いを共感し、痛みを分かち合っている須美子さんですが、俊二さんを傷つけるようなことを、無意識に言ってしまうこともあります。

働く須美子さんに代わって家事をするようになった俊二さんは、時おり「オレがなんでこんなことせないかんと？」と言うことがあります。そんなとき、須美子さんは「働かざるもの、食うべからず！」と返し、そうなると俊二さんは笑うしかない、というのです。

もちろん、須美子さんが冗談を言っていることは、俊二さんにもわかります。だから、笑うのです。しかし、本当は傷ついているのだと思います。外に出て働きたいのにそれができない、いわば不甲斐ない自分であることを、否応なく思い出させられるからです。須美子さんが自分のいちばんの理解者だとわかっているから、この冗談を受け入れていますが、ほかの人に言われたら、怒りだすかもしれません。

また、何度も同じことを繰り返し尋ねる俊二さんに、つい「さっき言ったばい」と言ってしまうこともあります。さっと曇った俊二さんの表情を見て、須美子さんはすぐに「いけない、いけない」と反省していますが、「さっき言った」と返すことの意味に気づかない人もいます。何かを尋ねた相手に対して「さっき言った」と言うのは、質問に答える気はないということであり、「会話はこれで終わりだ」と、相手を拒絶していることなのです。

認知症の人との会話に限らず、このような会話はよくあります。私自身も、「さっき言ったよ」とか、「ちょっと待って」「忙しいから、後にして」と、拒絶を意味する言葉を言ってしまうことがあります。ただ、私たちは「さっき言った」と言われてカチンとくれば、「なんでそんなことを言うんだよ！」とか、「答えてくれたっていいじゃないか！」などと、言い返すことができます。しかし、その場の状況が理解できなければ、言い返すことはできません。

認知症の人は、自分が同じことを繰り返し言ったことを忘れているために、なぜそんなことを言われるのか、わかりません。ただし、自分が拒絶されたことはわかります。ですから、俊二さんも須美子さんにこう言われると、表情が曇るのです。

日常生活の中では、私たちは「さっき言った」などの言葉が拒絶の意味を持っていることに、なかなか気づきません。特に言う方は、その言葉が相手を傷つけていることに、まったく気づかないことがあります。「ちょっと待って」とか、「後にして」などと言うことは、介護の場面ではよくあると思いますし、そう言ってしまうのは仕方のないことでもあります。ただ、その言葉の持つ意味を知っているのといないのとでは、その後の対処法に違いが出るはずです。

取り戻した自信を、再び失う

俊二さんは、須美子さんがあちこちに貼った注意書きを、留守番をしている間にビリビリに破いたことがありました。友人がやっている店で飲んだ帰り道、須美子さんが運転する車の中で暴れだし、フロントガラスを蹴破ったこともありました。「もう終わりやね」「オレを殺してくれ」と、大声で叫びだしたこともありました。自分の状態が悪化していくことを感じ、それをどうすることもできない苛立ちや苦痛が、行動となって現れたのです。

その一方で、デイサービスに通うようになって、話を聞いてもらったり、陶芸や書道やハガキ絵を楽しんだりするようになり、徐々に自信を取り戻していきます。さらに、NHKのイベントで自分の思いを語ったり、国際会議で発表したりすることで、自分の存在意義を再確認することもできました。この頃が認知症になってからいちばん幸せな時期だったと、須美子さんは書いています。

しかし、やはり、認知症は進行してしまいます。時間や場所の見当識障害に加えて、シャンプーとリンスの区別がつかない、漢字が書けない、服の着方がわからない、電話のかけ方がわからないなど、失認・失行と呼ばれる症状が起こってきます。さらに、失禁。ある日、須美子さんが家に帰ると、その時刻にはいつもなら眠っているはずの俊二さんが、泣きはらした目をして起きていました、失禁してしまったことに衝撃を受け、打ちひしがれて、ずっと泣いていたのです。

自分は価値のある人間だと思い、生きる意欲と誇りを取り戻したのに、またそれを打ち砕かれる。認知症のつらさは、このようなところにもあります。

介護する人・される人という仮面

俊二さんのつらさを目の当たりにすることは、須美子さんにとって非常につらいことです。しかもそれだけでなく、介護する人のつらさは、まだほかにもあります。

国際アルツハイマー病協会の国際会議で、俊二さんは「奥さんは明るく、優しく、私のことを支えてくれます」「よい薬ができて病気が治ったら、奥さんにお返しをしたい。何もいらないと言われたら、ありがとうをいっぱい言いたい」と、語りました。しかし、須美子さんは、素直に喜ぶことができませんでした。「感謝している」という俊二さんの言葉に苛立ち、「立派」「優しく愛情深い」という周囲の賞賛に鼻白んでしまいます。

須美子さんは、自分が美談に仕立て上げられることに、反発したのです。そうあるべきだとわかっていても、そうできない自分がいることを、須美子さん自身は知っています。しかし、ギリギリのところで自分と折り合いをつけて、なんとかやっているのです。そんな葛藤を知りもしないで美談にされてしまうことが、納得できなかったのです。

介護は、美談ではありません。「お優しいですね」「偉いですね」と介護する人に向かって言うことは、そのような仮面を、介護する人に被らせようとすることでもあります。介護は、誤解を招くことを承知であえて言うならば、悲惨なことです。悲惨なことだと思っているからこそ、周囲の人は、その現実から目を背けるために、介護する人を褒めて美談に仕立て、自分はいい気持ちになって去っていくのです。

そんな構図が、須美子さんには直感的に見て取れたのでしょう。押し付けられそうになった「優しく立派な介護者」という仮面を、被ることを拒否します。そして、悶々とした時間を経て、「我慢せず、無理せずに、自然体で生きていこう」と、心に決めます。要するに、吹っ切れたのです。

さらに言えば、俊二さんが「妻への感謝でいっぱいだ」と語ったのも、アルツハイマー病患者である夫の仮面を被り、その役割を演じたのだと言えます。俊二さんにしても、須美子さんへの思いは感謝だけではないはずです。時に心ない一言で傷つき、たくさんの貼り紙に苛立ち、一人で置いていかれることに不満を抱き、俺のことをわかっていないと、怒りに駆られたこともあったのではないでしょうか。周囲の人から賞賛されたことに対して、俊二さんもまた複雑な思いでいただろうと、私は思います。

介護とは、このように、光と影の両面をあわせ持つものです。認知症の人と介護する人は、互いに怒ったり傷ついたりしながらも、基本的には相手の思いに共感し、ともに生きていくことを選んだ人たちなのです。

第2章

認知症とは、いったい何なのか？

1 「認知」とは、いったい何か

「心」とは、いったい何か

第2章では、認知症とはいったい何なのかを、心理学・人間行動学の観点から見ていきます。認知症を心理学・人間行動学的に見るとは、言い換えれば、認知症の人の心と行動の仕組みを知ることですが、そもそも「心」とは、いったい何をさすのでしょうか？「心とは何か」という問いに対して、おそらく大多数の人は「心とは、脳の働きから生まれるものだ」と答えるのではないでしょうか。心が脳の機能の一つであるというのは、脳科学が進歩した現代に生きる私たちにとって、ほとんど常識のようなものです。ただし、「脳の機能の一つ」というだけで心を語れるかと言えば、そうとは言えません。

心理学には、比較心理学、感情心理学、神経心理学など、数え切れないほどさまざまな分野があります。それほど心とは複雑なものなのですが、ここでは、脳の機能としての「個人の心」、周囲の人や組織などとの「社会的関係における心」、受胎から死までという「時の流れにおける心」の3つを考えると、心というものを捉えやすいと思います。

社会的関係における心とは、個人の心が行動となって現れ、それが相手との相互作用によってさまざまに変化していくこと、すなわち人と人との関係から生まれる心があるという考え方です。時の流れにおける心とは、子どものときと青年期と老年期では、同じ人が同じものを見ても違う感じ方をする、すなわち時の流れによって生まれる心がある、という考え方です。

この考え方は、認知症にも当てはまります。脳機能の異常としての「個人における認知症」。家族をはじめとする「周囲の人々との関係における認知症」。一人の人間の「人生における認知症」。この3つの観点から見ることによって、認知症の人の心を多面的に捉えられるようになります。

たとえば、認知症の代表的な症状の一つに、徘徊があります。これは、アルツハイマー病などによって、脳の機能に異常が生じたために出る症状だというのが1つ目の見方。止めようとしても振り切って外に出て行ってしまったりするために、介護する人が悩まされる症状だというのが2つ目の見方。その人の頭の中では若い頃の自分に戻っているために、その頃住んでいた故郷の家に帰ろうとしているのだ、というのが3つ目の見方です。

医療が扱うのは1番目の脳機能の異常としての認知症ですが、介護する人にとって重要なのは2番目と3番目、周囲の人々との関係の中での認知症と、その人の人生の中での認知症です。表に現れたのは同じ徘徊という行為でも、その人の置かれた環境や、背負っている人生を理解しないと、その意味はわからないのです。

ところで、認知症の人は、介護する人の心がわかるのでしょうか？　もちろん、初期の段階ではわかっています。しかし、私の祖母が母の言葉を表面的に捉えて鍋を買いに行ったように、進行するにつれて相手の心を読むことができなくなっていきます。私たちが相手の心を読む、すなわち推察することができるのは、「心の理論」が発達しているからですが、認知症になると心の理論が徐々に失われていくのです。

心の理論とは、他者の心の動きを推察したり、他者が自分とは異なる考えを持っていることを理解したりする能力です。言い換えれば、他者の行動や言葉の内容、話し方などの背景にある、思考や感情、性格、動機などを読み取ろうとする、私たちの対人関係上の特徴です。

具体例で説明しましょう。あなたが、以下のようなシーンを見たとします。

男の子と女の子が、部屋の中でボール遊びをしています。しばらくすると、男の子がボールを青い箱の中に入れて蓋を閉め、部屋から出て行きました。すると、部屋に残った女の子が、ボールを青い箱から出して赤い箱に入れ、蓋を閉めました。その後で、男の子が部屋に戻ってきました。

あなたは、戻ってきた男の子がボールを取り出そうとして、最初にどこを探すと思いますか？　そう、正解は「青い箱」です。ところが、同じシーンを、心の理論が発達していない、もしくは失われている人が見ると、「赤い箱」と答えてしまいます。では、次のようなシーンはどうでしょうか？

大人が子どもに、お菓子の箱を見せました。「中に何が入っていると思う？」と尋ねると、子どもは「お菓子」と答えました。ところが、蓋を開けると中には鉛筆が入っていました。驚いた子どもに、大人がもう一度尋ねました。「この菓子箱をほかの人に見せて、『中に何が入っていると思う？』と尋ねたら、その人はどう答えると思う？」

正解は「お菓子」で、あなたにとっては、当たり前すぎるほど当たり前の答えでしょう。ところが、この子が正解できるかどうかは、年齢によります。人は、4~5歳になると心の理論が発達し、このような質問に正解できるようになります。したがって、この子の年齢がそれ以上であれば「お菓子」と答える確率が高く、それより幼かった場合は、まだ心の理論が発達していないために「鉛筆」と答える確率が高いのです。同様に、心の理論が失われつつある認知症の人も、「鉛筆」と答えることが多いと考えられます。

なぜこのようなことが起こるかというと、心の理論が発達していなかったり、心の理論が失われていたりすると、他者が自分と異なる考えを持っていることがわからず、他者の心を推察することができないために、自分が見たままの事実を答えるのです。

心の理論には、側頭葉の一部(上側頭溝)、前頭葉の一部(下外側前頭前野)、左右の大脳半球を結ぶ脳梁を取り囲んで大脳辺縁系の各部位をつなぐ帯状回の一部(前部帯状回)などを中心に、脳の広範なネットワークが関わっているとされています。したがって、脳の萎縮などによってその機能が障害されると、心の理論が失われていきます。

認知症の人の思いが介護する人の思いとすれ違ったり、認知症の人が介護する人の予測とは異なる行動をとったりする原因の一つは、心の理論が失われつつあることにあるのです。

私たちは、相手にも心の理論があるという前提で、物事を考えます。相手が自分の心中を察してくれることを暗黙の了解として、行動するわけです。特に日本人は、以心伝心、言わなくてもわかる、という文化を育んできたために、それが顕著です。しかし、認知症の人にそれを期待するのは、酷なことなのです。

私たちの「心」を形作る「認知」

次に、認知症の「認知」とはいったい何なのかを、考えてみましょう。

私たちは、外界からの刺激を目や耳、鼻などの感覚器官で受け取り、色や形、音、においなどとして感じます。そして、その感覚情報をもとに「明るい」とか「うるさい」とか「いいにおい」と、対象の性質や自分の身体内部の状態を把握します。さらに、対象が何なのかや、自分がどのような状況に置かれているのかを判断し、どう扱うか、どう行動すればよいかなどを考えます。

たとえば、焼きたての食パンが目の前にあったとしたら。私たちは、目や鼻や手の感覚から、表面がきつね色であることや、四角い形をしていること、いいにおいがすること、触るとやわらかくて温かいことなどを感じ取ります。そして、頭の中の記憶と照合して「これは食パン、しかも焼きたてだ」と、判断します。それが記憶にないものだった場合は、新たに記憶します。そして、このパンはどうやって作ったのだろうかとか、いつ食べようかなどと、考えたりします。

心理学では、この過程の前半、外界の刺激を受け取って感覚的に把握することを「知覚」と呼び、後半の、記憶と照合して判断したり、覚えたり、思考したりすることを「認知」と呼んでいます。つまり、認知とは「知的な情報処理の過程」をさしますが、広い意味では知覚も含めて認知と呼びます。

ところで、知的な情報処理というと、認知が人間だけにある機能のように思いますが、そうではありません。生物はみな、外界を認知しながら生きています。ただし、認知すなわち情報処理の方法が、種によって異なっているのです。

たとえば、人の認知と犬の認知を比べてみると、まず、認知の入り口である感覚に関しては、人は視覚優位であるのに対して、犬は嗅覚優位です。外界から取り入れる情報が、人は視覚が中心であるのに対して、犬は嗅覚が中心なのです。さらに、情報処理の方法も異なっています。人は情報を言語化することができますが、犬にはできません。

その代わり、ものすごい量のにおい情報を、私たちが言語化することで物事を意味づけるように、何らかの方法で意味づけし、整理していると考えられます。

情報伝達の方法も異なります。私たちは言葉や文字によって相手に情報を伝えますが、犬にはそれができません。その代わり、互いににおいを嗅ぎ合うことや、鳴き声のトーンなどによって、情報を伝えます。このような、種に固有の認知機能は、それぞれの種が進化の過程で獲得してきたもの、すなわち、生物が環境に適応するために発達させてきたものです。犬は犬の、人は人の認知機能を発達させてきたわけで、同じものに接しても犬と人とでは、情報処理の仕方が異なるのです。

それは、人と人とに関しても言えます。同じものに接しても、AさんとBさんとでは、情報処理の仕方が異なるのです。たとえば「認知症」という文字を見たとき、私たち日本人は、即座にその意味を理解します。たとえ認知症という症状そのものを知らなくても、「認知」と「症」が組み合わさっていることで、認知に関する何らかの症状であることはわかります。

ところが、漢字を使わない国の人たちは、「認知症」という文字を見たとき、それが文字だということはわかっても、意味はわかりません。そのため、デザインとして捉え、

各国語で書かれた「認知症」という言葉

認知症	日本語
치 매	韓国語
Dementia	英語
Démence	フランス語
Demenza	イタリア語
Сла боу ми е	ロシア語
Α ν ο ι α	ギリシャ語
الخــــرف	アラビア語

「カッコいい」と感じたりします。外国に行くと、変な日本語をプリントしたTシャツが売られていたりしますが、それは日本語を意味としてではなく、デザインとして捉えているからなのです。

上に示したのは、各国語で書かれた「認知症」という言葉ですが、日本人にあまりなじみのないアラビア文字などは、デザインとして捉えてしまう人が多いのではないでしょうか。

また、今は認知症という単語の意味がすっとわかる人も、小学校低学年くらいまでは漢字そのものが読めなかったはずですし、今でも睡魔に襲われて朦朧《もうろう》としているときなどは、文字だと認識することができないかもしれません。

認知とは、人によっても異なり、同じ人でも時と場合によって、その人の状態によって、さまざまに異なります。その時々の状況に応じて外界から受け取った情報をどのように処理したかという、その人なりの認知がその人の心になり、その人なりの認知の積み重ねが、その人の人生を作るのです。

「認知」には、深さがある

認知は生物の種によって、人によって、さらには同じ人でも状態によって異なりますが、認知にはもう一つ、深さの違いがあります。

たとえば、「1、2、3」という数字は、ぱっと見ただけでその意味が、3〜4歳の子にもわかります。「1＋2＝3」は、どうでしょうか。この数式の意味は、5歳くらいにならないとわかりません。では、「1＋2÷3」は、どうでしょうか？

「1」と答えた方は、間違いです。正解は1と3分の2。加減と乗除が同じ数式の中にある場合、加減よりも先に乗除を行うという数学的な決まりがあるからです。つまり、「1、2、3」よりも「1＋2＝3」の方が、「1＋2＝3」よりも「1＋2÷3」の方が、知的情報処理が難しい、すなわち認知的に深いのです。

とはいえ、「1＋2÷3」は小学4年生で教わることですから、さほど深い認知が必要なわけではありません。そのため、「こういうルールでしたよね」と言われれば、「ああ、そうだった」と、理解することができます。しかし、物理学の法則のような非常に深い認知が必要なことは、言われても理解できない人が大多数でしょう。

では、「1＋2÷3」を「1」と答えた人は、なぜそう答えてしまったのでしょうか？それは、理解できないほど認知的に深かったからではなく、日常的にこのような計算はしないからです。日常的には、「リンゴがここに1個ある。さらに2個もらってくれば、3個になる。それを3人で分ければ、1人1個ずつだ」と考えることはあっても、「2個のリンゴを3人で分けて、それからもう1個もらってくる」と考えることは、まずありません。

認知的に非常に深いことや、日常生活からかけ離れた認知は、健常な人でもできないのです。それに対して認知症の人は、健常な人ならば当たり前にできる日常的な認知が、できなくなります。ただ、どのレベルの深さまでできなくなると認知症なのかという基準はありません。

「1+2÷3」がわからなくても、私たちならば、必ずしも認知症とは言えないでしょう。しかし、それが数学者だったとしたら……。このレベルの認知ができなければ認知症であるという基準もまた、人によって異なるのです。

2 認知のベースとなる「記憶」の仕組み

「記憶」とは、「過去に体験したこと」ではない

私たちが知的情報処理、すなわち認知をする際の基準となるのは、私たち自身の記憶ですが、では、認知のベースとなる記憶とは、いったいどのようなものなのでしょうか。あなたなら、「記憶とは何か」と問われたら、どう答えますか?

おそらく、「過去に体験したことや、書物などを読んで覚えたこと」と、答える方が多いのではないでしょうか。確かに、それも記憶です。しかし、それだけが記憶ではありません。記憶とは、外界から受け取った情報の、処理プロセスをさすのです。

たとえば、「学生時代の友人に何十年ぶりかで会ったら、見ただけでは誰かわからな

かったけれど、話したら記憶が蘇った」ということがあります。これは、姿形が変わっていたために、脳の中にある過去の姿、すなわち視覚情報との照合はできなかったものの、声は変わっていなかったために、脳の中にある音声情報と照合できた、ということです。現実の出来事を、脳の中に保持されていた情報と照合したことを、記憶が蘇ったと表現したのです。

この情報処理のプロセスを、「記銘→保持→想起」という3段階に分けて説明したのが記憶の「学習モデル」です。記銘とは、記憶すべき内容を覚えること。保持とは、覚えた内容を忘れないでいること。想起とは、保持した内容を思い出すことです。

中高年になるとよくある、「喉まで出かかっているのに、出てこない」という現象は、記銘と保持はできているけれど想起ができない状態であって、そのこと自体が記憶から失われてしまったわけではありません。そのため、ふとした拍子に「ああ、あの人は山田さんだった」などと、思い出せなかったことを思い出したりします。それに対して認知症の人の記憶障害は、記銘できない、すなわち覚えられないのです。「記憶力が悪くなった」という言い方では、想起ができない通常の物忘れと、記銘ができない認知症の人の記憶障害との区別がつかないため、心理学では記憶力という言葉は使いません。

記憶の認知モデル（多重貯蔵庫モデル）

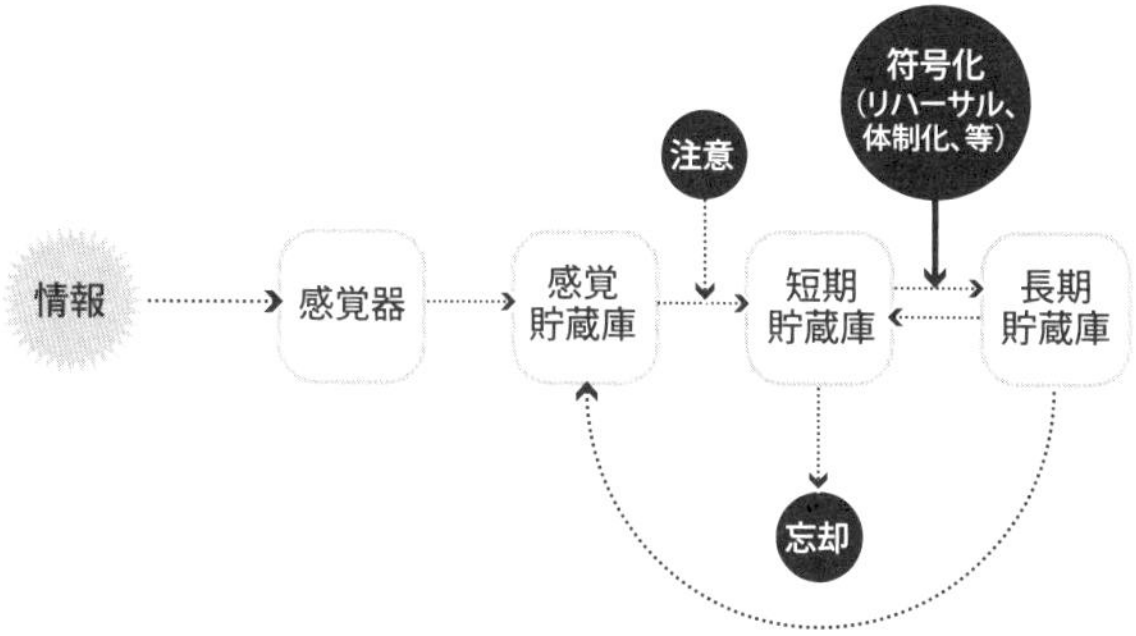

Atkinson & Shiffrin［1968］を一部改変

では、認知症の人は、なぜ記銘力が低下するのでしょうか？　それを解明するには、外界から入ってきた情報が、脳の中でどのように処理されているかを考える必要があります。しかし、学習モデルではその点を説明することができません。そこで考え出されたのが、記憶の「認知モデル」です。

記憶の認知モデルにはいくつかの種類がありますが、代表的なものが「多重貯蔵庫モデル」です（上図参照）。

このモデルでは、感覚器から入った外界の情報は、まず、ほんの短い間だけ「感覚貯蔵庫」に感覚記憶として入れておかれます。この時点では、情報は自動的に収められただけであり、このままではすべてが忘れ去られてしまいます。ところが、私たちがその中の何かに注意を向けると、その情報は「短期貯蔵庫」に送られて、短期記憶になります。短期記憶のほとんどは、数十秒からせいぜい数分程度で忘れられてしまうと言われています。

短期記憶を「長期貯蔵庫」に送って半永久的に保持される長期記憶にするには、何度も繰り返したり、語呂合わせをしたり、似たもの同士をまとめたりという「符号化」が必要です。通常、私たちは無意識に符号化をしていますが、意識的に行うこともあります。試験の前に英単語を何度も繰り返し暗唱したり、歴史上の年を語呂合わせしたり、「だに・すら・さえ・のみ・ばかり・など・まで・し」と副助詞をひとまとめにしたりしたのは、短期記憶を長期記憶にするための符号化なのです。

長期貯蔵庫に貯蔵された長期記憶は、図書館の本が分類に従って書架に並んでいるように、意味や内容別に分類されて保存されていると考えられています。そして、必要に応じて検索され、意識の表面へと取り出されます。学習モデルの「記銘→保持→想起」は、「符号化→貯蔵→検索」と言い換えることができるわけです。

認知モデルに沿って見ると、記銘力が低下する原因として考えられる障害は3つあります。まず1つ目が、感覚記憶から短期記憶への過程、すなわち外界から入ってきた情

記憶の「脳・神経モデル」

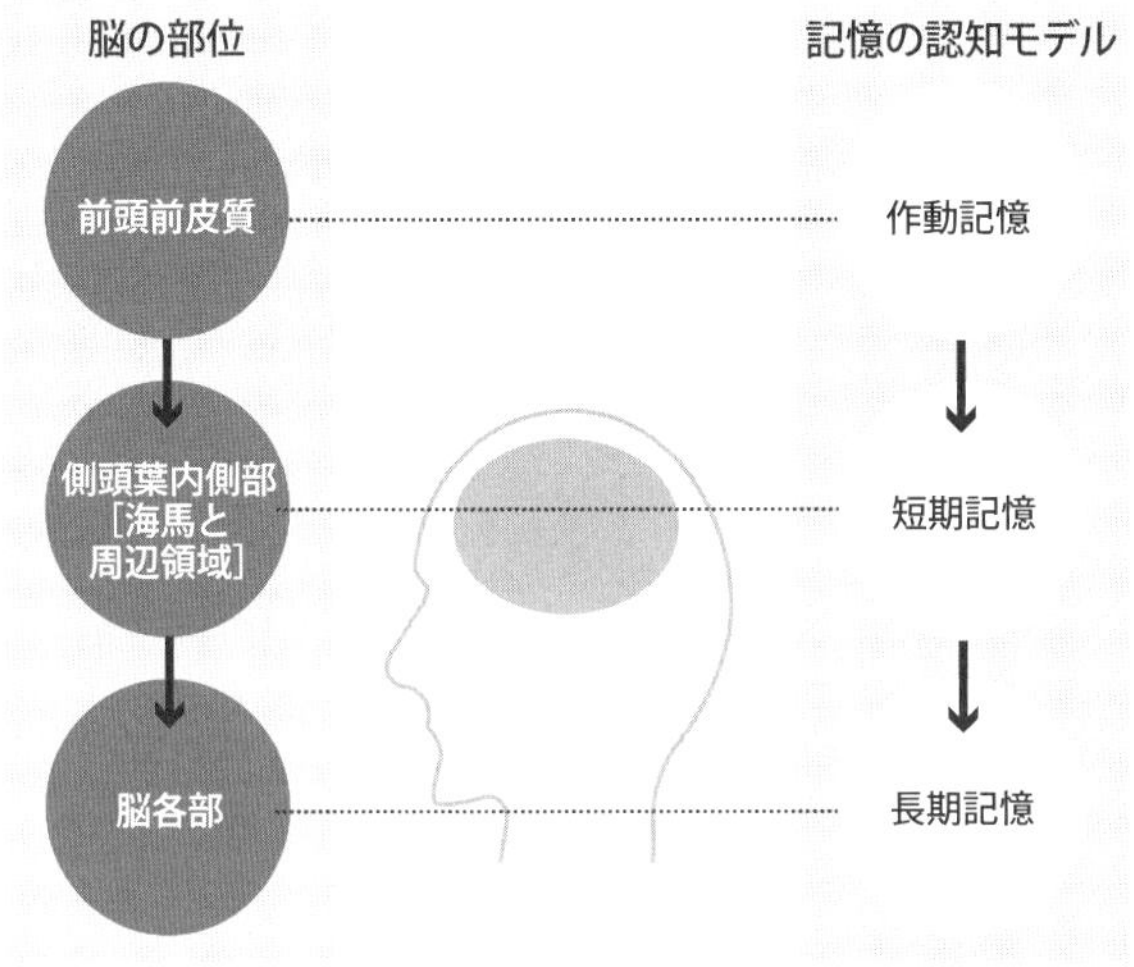

報のどれかに注意を向け、記憶すべきものとして選別するところの障害。2つ目が、短期記憶そのものの障害。そして3つ目が、短期記憶から長期記憶への過程、すなわち符号化の障害です。

これらの障害は、その機能を司る脳の部位が障害されることで起こります。では、その部位とはいったいどこなのでしょうか？　それを解き明かしたのが近年の脳科学の進歩であり、それを踏まえて表現したのが記憶の「脳・神経モデル」です。

図の「記憶の認知モデル」のいちばん上に「作動記憶」とありますが、

この作動記憶（ワーキング・メモリ）が、感覚記憶から短期記憶への過程である「外界から入ってきた情報のどれかに注意を向け、記憶すべきものとして選別する働き」を担っているところなのです。

作動記憶はこのような働き、すなわち注意と抑制だけでなく、さまざまな知的作業に関わっています。たとえば、私たちは電話をかける際に、相手の番号を一旦記憶します。文章を読むときは、先に読んだ文章の意味を覚えておいて次の行を読みます。計算するときは、計算に使う数字や数式を一旦覚えます。こういった、情報処理に必要なことを短時間覚えておき、それを使って作業することも、作動記憶の働きなのです。

さらに、外界の情報を脳内の記憶と照合し、判断を下すのも、作動記憶の働きです。久しぶりに会った友人が誰だったかを思い出す際に、私たちは容姿や声という外界からの情報を、記憶の中にある容姿や声と照合し、「鈴木君だった」などと判断を下します。それには外界からの新たな情報と、長期貯蔵庫の中に貯蔵されていた過去の情報とを、あたかも鑑識官が指紋の照合をするように、光源の上に置いて、重ね合わせて見なければなりませんが、光源の役目と重ね合わせる役目の両方を果たすのが、作動記憶です。

作動記憶は、脳の前頭前皮質が司っていることがわかっています。そのため、アルツハイマー病などによって前頭前皮質が障害されると、作動記憶の働きが低下して、記銘できない、注意や抑制ができない、判断できないといったことが起こってきます。また、短期記憶そのものと符号化は、側頭葉内側部、すなわち海馬とその周辺が司っています。そのため、アルツハイマー病などによって海馬とその周辺が障害されると、記銘できなくなっていきます。

認知症では、作動記憶と短期記憶は低下しやすいのですが、長期記憶は重度になるまで比較的良好に保たれる傾向があります。それは、長期記憶が脳内の特定の1ヵ所だけに貯蔵されているわけではなく、視覚情報は視覚野にというように、脳内の各部位に分散して貯蔵されているからです。「長期貯蔵庫」とは概念であり、そのような場所が実際にあるわけではありませんから、一気に障害されることはないのです。ただし、脳の各部位が障害されれば、そこに貯蔵されていた記憶は失われます。

では、認知症になると、長期記憶が減ることはあっても増えることはないのかといえば、そうではありません。認知症の程度にもよりますが、怒りや喜びなどの強い感情を伴った出来事や、何度も繰り返しやったことなどは、短期記憶から長期記憶に移行して長く保たれるのです。

認知症になっても覚えていられる記憶

記憶には、感覚記憶・作動記憶・短期記憶・長期記憶があることを見てきましたが、記憶にはほかの分類の仕方もあります。たとえば、第1章で『明日の記憶』という映画について触れましたが、記憶には過去の記憶だけでなく、「明日の記憶」もあるのです。

明日の記憶、すなわち将来の記憶を、心理学では「展望的記憶」と呼びます。将来の記憶というと、まるでタイムマシンに乗って未来に行き、そこで体験してきたことのようですが、そうではありません。明日の会議の予定や、週末のレジャーの予定、そのときに持っていくものなど、今よりも先の時点に関する記憶を、展望的記憶と呼ぶのです。

では、過去の記憶はというと、「回想的記憶」と呼びます。そして、回想的記憶の中でも近い過去の記憶は「近時記憶」、遠い過去の記憶は「遠隔記憶」と呼びます。先週末に小学校の同窓会に行ったことは近時記憶ですが、小学校のとき遠足に行った思い出は遠隔記憶です。特に、遠い過去に経験した個人的な記憶を、自伝的記憶と言います。

「顕在記憶（宣言的記憶）」と「潜在記憶（非宣言的記憶）」という分け方もあります。顕在記憶とは、思い出そうとして思い出す記憶のことで、たとえば、最近観た映画の内容、物の名前、子どものときの体験などです。潜在記憶とは、思い出そうとしなくても思い出してしまう記憶のことで、泳ぎ方や運転の仕方、道具の扱い方、お客さんの心のつかみ方、あるいは、ほかの動物の絵を見た後に「き○ん」を見て「きりん」と答えてしまうプライミングという現象なども含みます。

ただ、この分け方だと、同じ記憶内容でも思い出し方によって顕在記憶にも潜在記憶にもなるため、一般的には顕在記憶は言語化することが可能な記憶、潜在記憶は言語化することが難しい記憶としています。

顕在記憶はさらに、「エピソード記憶」と「意味記憶」に分けられます。エピソード記憶は日常的な個人的体験の記憶であり、意味記憶は人々に共有されている知識としての記憶、たとえば歴史上の出来事や、有名人の名前などです。このときのエピソード記憶は、日常的な個人的体験全般をさしますので、自伝的記憶も含みます。

先ほど、認知症になっても長期記憶は比較的良好に保たれると述べましたが、長期記憶の中でも特に、潜在記憶は衰えにくいと言われています。潜在記憶には、「手続き的記憶」や「プライミング」「古典的条件づけ」などが含まれます。

手続き的記憶とは、繰り返し行うことで身につけた技能や習慣のことで、技能には泳ぎ方や車の運転、道具を使うこと、文字や図形を書くことなどが、習慣には、朝起きて顔を洗って歯を磨き、服を着替えて出かけるといったことが含まれます。プライミングとは、関連のあることを無意識に思い浮かべることで、先ほどの「き○ん」を見て「きりん」と答えてしまうのもそうですし、「学校」という言葉を見せてから、「こ」「つ」「せ」のつく言葉をできるだけ速くたくさん書いてくださいと言うと、「黒板」「机」「先生」という単語を書く人が多い、というのもそうです。

古典的条件づけとは、「パブロフの犬」を思い出していただければよいのですが、直接関係のない刺激によって反応が起こることです。パブロフの犬では、ベルを鳴らしてから犬にエサを与えることを繰り返した結果、ベルが鳴っただけで唾液が出るようになりました。同様に人も、お昼のチャイムがなると同時にお腹がグーと鳴る、というようなことがあります。

また、記銘力のように、認知症になるとガクンと落ちる能力もありますが、比較的保たれる能力もあります。それが記憶スパンです。記憶スパンとは、一度に覚えられるものの量のことで、一般成人の場合、数字でも物でも、一度に覚えられるのは7±2個が平均とされています。

たとえばあなたは、電話をかけるとき、市外局番が同じ相手のところへは、一度番号を見ればすっとかけられるのに、市外局番が違う相手への電話は、番号を途中で見直さないとかけられない、といったことはないでしょうか。

電話番号は、東京23区内ならば０３－１２３４－５６７８、都下ならば０４○－１２３－４５６７と、市外局番の０３や０４○を除くと数字が７～８個です。固定電話からならば、同じ市外局番の相手へは市外局番をプッシュする必要がないため、一度番号を見ただけでそれを記憶し、電話することができるのです。しかし、異なる市外局番の相手や携帯電話の場合は、全部で数字が10～12個になり、容易に覚えられないのです。

記憶には、認知症になると低下しやすい記憶と、低下しにくい記憶があるわけですが、それは健常な人でも同様です。誰でも年を重ねるにつれて作動記憶と短期記憶は低下し、長期記憶は年の割には低下しないのです。実は、知能にも、加齢や認知症によって低下しやすい知能とそうでない知能があります。「流動知能」と「結晶知能」です。

流動知能とは、脳の成長に比例して発達する知能で、いわば脳の性能を反映しています。直感力や法則を発見する力、処理のスピードなどが含まれ、具体的には計算の速さや文章を丸暗記する能力などをさします。ただし、20代で脳の主な成長が止まってしま

流動知能と結晶知能の違い

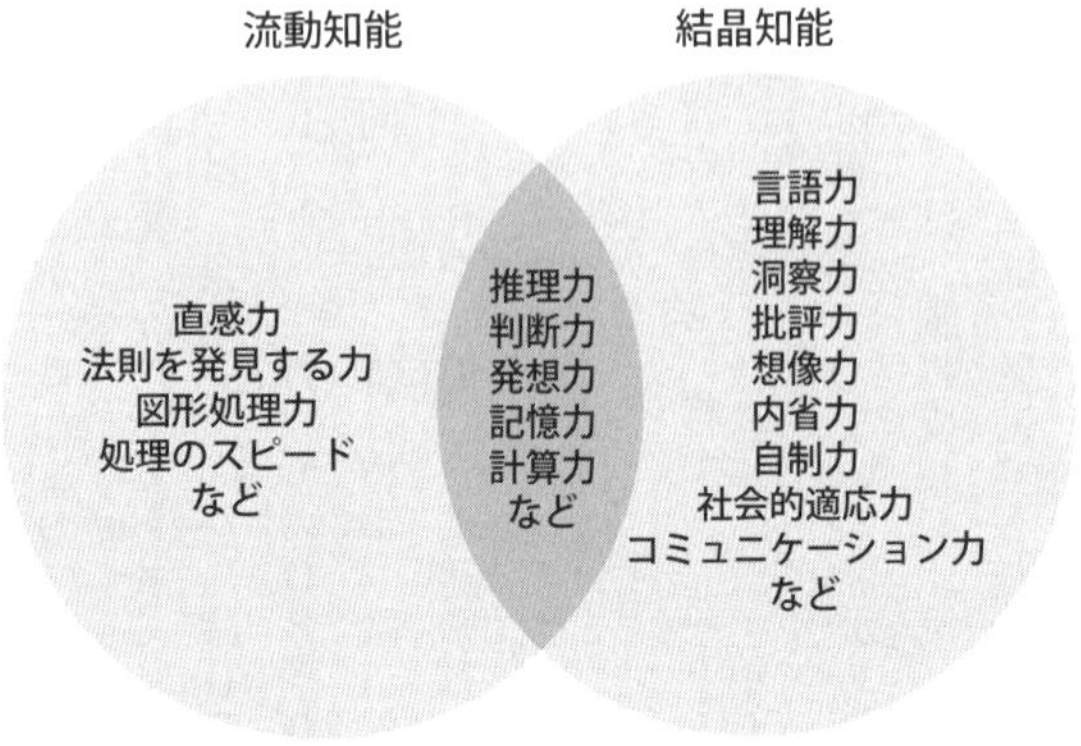

出典：佐藤眞一監修『「結晶知能」革命』小学館、2006

うと、流動知能は低下し始めます。計算の速さや暗記力などは、20代をピークに後は低下する一方なのです。

それに対して結晶知能は、脳の成長が止まった後でも、経験を積み重ねることによって発達していきます。結晶知能に含まれるのは、理解力や洞察力、社会的適応力、コミュニケーション力などの、言語能力を基本にした能力で、言い換えればこれらは、私たちが社会生活を送るうえで欠かせない知能です。

私たちは、知的好奇心を持ち、経験を積み重ね続けることによって、80歳になっても90歳になっても、結晶知能を高めることができます。認知症になり、脳の性能が低下して流動知能が衰えても、長期記憶に蓄積された結晶知能は残ります。認知症の人が語る言葉が、しばしば私たちの心を打つのは、結晶知能の輝きが心の奥に残っているからなのです。

なぜ、私はこんなことを覚えているのか？

脳科学や画像診断技術の発達などによって、記憶の仕組みや記憶に関わる脳の機能については、かなり研究が進んできました。しかしその一方で、記憶の中身については、まったくといってよいほど研究が進んでいません。というのも、記憶の中身は人によって異なるために、普遍化できず、研究対象にしにくいのです。

とは言え、認知症の人との関わりにおいて大事なのは、こちらです。なぜ、家を出て徘徊するのか。急に感情的になるのか。そのような行為の意味を理解するには、その人の記憶の中身を知ることが重要だからです。そこで次に、私たちの記憶の中身は、いったいどのように作られるのかを考えてみましょう。まず、私たちはどのようにして、記憶に残すことと残さないことをふるい分けているのでしょうか。

「子どもの頃のことを自由に思い出してください」と言われたら、あなたは何を思い出しますか？　運動会で1等賞になったこと、みんなで遠足に行ったこと、初恋の相手のこと、かわいがっていた犬が死んだこと、川に溺れかけたこと、等々、嬉しかったり、悲しかったり、驚いたりしたことではないでしょうか。これらは強い情動、すなわち感情の動きと結びついた記憶です。

私たちの記憶には、強い情動と結びついた出来事は記憶しやすく、楽しいときには楽しいことを、悲しいときには悲しいことを記憶しやすい、という特徴があります。ただし、強い情動と結びつく出来事がそう頻繁にあるわけではありませんから、基本的には、私たちが注意を向けたものが記憶として残ります。

たとえば、手紙を出すとき。家から駅までの道のどこかに、ポストがあったような気がするけれど、どこにあったかはっきりわからない。それで、キョロキョロしながら歩いていくと、コンビニの横にポストがあった。

この例では、駅まで行くとき、普段はポストに注意を払っていなかったために、ポストを目にしてはいたものの、どこにあったのかはっきり覚えていませんでした。つまり、ポストには注意が向けられなかったために、ポストの位置が長期記憶に移行しなかったのです。ところが必要に迫られて、ポストがあるかどうか注意しながら歩いたことで、その位置がはっきりわかりました。注意を向けたことで、ポストの位置は短期記憶から長期記憶へと移行したのです。

私たちの視覚や聴覚には、常に膨大な量の雑多な情報が入ってきます。その大部分は注意を向けられることなく忘れ去られていきますが、一旦はっきりと注意を向けたものは、短期記憶から長期記憶へと移行し、頭の中に保存されるのです。

このように、注意は記憶と密接に関わっていますが、記憶にも衰えやすい記憶とそうでない記憶があるように、注意にも衰えやすい注意とそうでない注意があります。注意には、大きく分けて4種類、「焦点的注意」「持続的注意」「選択的注意」「分割的注意」があり、そのうちの焦点的注意と持続的注意は衰えにくく、選択的注意と分割的注意は衰えやすいのです。

焦点的注意とは、特定の対象に意識が集中することで、仕事や作業に集中したり、ゲームや本に夢中になったりしているときの注意の状態です。高齢になっても、認知症になっても、焦点的注意はあまり衰えません。認知症の人は、複数のことを同時にすることは苦手ですが、1つのことに集中することはできるのです。

持続的注意とは、何かに注意した状態を持続することですが、人はもともと、あまり長い時間注意を持続することができません。そのため、衰えるとしてもわずかであり、あまり気になりません。

ところが、選択的注意と分割的注意は、高齢になったり認知症になったりすると、目に見えて衰えていきます。選択的注意とは、感覚器官から入ってくる膨大な情報の中から、何かを選んでそれに注意を向けることで、手紙を出そうとしてポストを探したときの注意のありようです。あるいは、「カクテルパーティ効果」と呼ばれるものも、選択的注意です。

私たちは、大勢の人がガヤガヤと話しているカクテルパーティ会場のような場でも、自分たちの会話だけを聞き取ることができます。これは、自分や相手の声を選択して、そこに注意を向けているからですが、と同時に、それ以外の声を抑制して聞かないようにしているからでもあります。注意と抑制は、表裏一体なのです。

認知症の人は、人ごみの中で立ち尽くしてしまったり、複数の人と同時に会話ができなくなったりしますが、それは必要な情報を選択して注意することができないと同時に、不要な情報を抑制することができないからでもあります。

分割的注意は、複数の物事に同時に注意を払うことで、日常生活においては車の運転や料理がその代表です。車の運転は、前方だけに注意していればよいというわけではなく、横から自転車が飛び出してこないかとか、後続車が追い越してこないかとか、さまざまな方向、さまざまなことに注意を分割していなければなりません。料理も同様で、鍋で煮物をしながら野菜を切ったり、炒め物をしながら別のおかずを盛りつけたりと、複数のことに注意を払わなければなりません。

認知症の人は、分割的注意が低下するために、車の運転や料理などができなくなるのです。さらに、分割的注意が極度に低下すると、屋外での行動がほとんどできなくなります。道を歩くこと一つをとっても、段差や道路のでこぼこ、ほかの歩行者や自転車、車、ガードレールなど、さまざまなものに注意を分割する必要があります。これができないと危険を回避することができず、段差に気づかずに転んだり、前からきた人にぶつかったり、車にひかれてしまったりします。

話が逸れましたが、私たちは基本的に、自分が注意を向けたものを記憶するわけです。そして、何に注意を向けるかは、人によって異なります。同じ風景を見ても、「山がきれいだ」と思う人もいれば、「花がきれいだ」と思う人も、中には「ベンチに座っている女性がきれいだ」と思う人もいるでしょう。その人がそれまでにしてきた認知の集積、すなわち心の違いによって、同じものを見ても何に注意を向けるかが異なり、記憶の内容も異なるのです。

さらに、記憶とは事実であるとは限りません。たとえば、認知症の人の中には「子どもの頃はとても裕福で、乳母日傘《おんばひがさ》で育った」などと、事実と異なることを言う人がいます。周囲の人は、これが事実ではないことを知っているために、「また嘘をついている」と思いがちですが、嘘をついているわけではなく、その人の記憶の中ではこれが事実なのです。

実は、記憶が事実と異なるのは、健常な人も同じです。青春時代が素晴らしかったのは、素晴らしかったとその人が記憶しているからであり、事実は違っていたかもしれません。「川で溺れて、近所のお兄ちゃんに助けられた」というのだって、人から聞いて記憶したことであり、自分で岸に流れ着いたのかもしれません。あるいは、「子どもの頃、迷子になったことがあった」と言われて、ありもしない迷子になった記憶を作り出してしまうこともあります。記憶とは本来、とてもあやふやなものなのです。

3「認知症」とは、認知がどうなった状態なのか

「認知症」という病気があるわけではない

次に、認知症とは何かを見ていきましょう。認知症とは、一言で言えば、高次脳機能の障害が行動に現れたものです。高次脳機能とは、単細胞生物から始まる長い進化の過程の最終段階、人にしかない高度な脳機能をさします。言語、認知・判断、創造・意欲、感情などがそれで、大脳の表面を数ミリの厚さで被っている新皮質が司っています。

それに対して、大脳のより深い部分にある層には大脳辺縁系と呼ばれる旧皮質と古皮質があり、恐怖などの感情や、食欲などの生理的欲求を司っています。ここで、「あれ?」と思った人もいるでしょう。大脳新皮質が司っているものにも「感情」があったのに、旧皮質が司っているものにも「感情」があるからです。

実は、感情には人にしかない複雑な感情と、ほかの動物にもある根源的な感情とがあるのです。人にしかない複雑な感情とは、美しいものを見たり聞いたりしたときの感動や、笑い、感謝あるいは嫉妬、恨みなどです。根源的な感情も快と不快に分けられます

が、特に恐怖と怒りは重要です。これは、敵と遭遇したときに恐怖を感じて逃げるか、怒りを感じて闘うか、という二者択一の行動をとるために必要な機能であり、これがないと生命を維持できないために、進化の早い段階で発生したのです。ちなみに、根源的な〝快〟の感情には、性的快感や食欲満足があります。

高次脳機能の障害には、認知症のほかにも失語症や、右側あるいは左側の空間だけが認識できなくなる「半側空間無視」など、さまざまなものがありますが、それらはいずれも局所的な障害です。そのため、たとえば失語症になっても、言葉以外の知的機能には障害がないのが普通です。ところが認知症は、初めのうちは記憶だけが悪いというように局所的であっても、やがて障害が高次脳機能全般に広がっていきます。これを瀰漫《びまん》性と呼びます。

瀰漫性であることも認知症の特徴の一つですが、医学的には認知症は、記憶障害があり、さらに失語、失行、失認、実行機能障害のうち、少なくとも一つ以上の症状があること、とされています。

失語とは、言葉がしゃべれない、あるいは理解できないことで、言語によるコミュニケーションや知的活動ができなくなります。失行とは、それが何かわかっていても使うことができないことで、電話をかけられない、歯を磨けない、服を着られない、といったことが起こってきます。失認とは、それが何かわからなくなることです。実行機能障害とは、計画を立てる、組織立てる、順序立てる、抽象化するといったことができなくなることです。

ただし、これはアメリカ精神医学会の診断マニュアルDSM第4版の診断基準であり、先述の通り2013年に改訂第5版が出る予定です。第4版では認知症診断の必須項目である記憶障害が、第5版では必須ではなくなると言われています。また、認知症という概念よりも、「アルツハイマー型（病）」「レビー小体型（病）」「前頭側頭型認知症（ピック病）」「脳血管性認知症」という、個々の病気の診断が重視されるようになるとも言われています。

ご存じの方も多いと思いますが、認知症とはあくまでも症状であって、認知症という病気があるわけではありません。認知症を引き起こす病気は数多くありますが、中でも最も多いのがアルツハイマー病です。これが認知症の半数以上を占めています。

アルツハイマー病は、脳の中にβアミロイドと呼ばれる特殊なたんぱく質が蓄積することで、脳の神経細胞が変質・脱落し、脳が萎縮していくとされていますが、はっきりした仕組みはまだわかっていません。アルツハイマー病による認知症を「アルツハイマー型認知症」と呼びますが、アルツハイマー型の大きな特徴は、気づかないうちに発症し、徐々に進行していくことです。

アルツハイマー病に次いで多いのが、脳梗塞や脳出血などの脳血管障害の後遺症によるもので、これが認知症の約20％を占めています。脳血管障害が発症の引き金になるため、あるときガクンと悪くなるというように、症状が段階的に進行するのが特徴です。また、障害された脳の部位によって、症状が異なります。

この脳血管障害による認知症を「脳血管性認知症（あるいは血管性認知症）」と呼びますが、こちらはアルツハイマー型と異なり、脳梗塞や脳出血が原因であることが、はっきりしています。そのため、動脈硬化、高血圧、脂質異常症（高脂血症）、糖尿病など、脳梗塞や脳出血の原因となる病気や症状を予防することで、発症のリスクを減らすことができます。

3番目に多いのが、レビー小体病によるもので、これが約10％を占めます。レビー小体病は、側頭葉と後頭葉の萎縮や活動低下が特徴で、レビー小体と呼ばれる異常な構造物が脳内に作られることで発症します。幻視やせん妄、認知機能の激しい日内変動などが特徴で、パーキンソニズムと呼ばれる、パーキンソン病で現れるような特徴的な歩き方なども見られます。

そのほか、複数の病気の複合型が約10％、ピック病などその他の病気によるものが約10％です。複合型では、アルツハイマー病と脳血管性認知症の複合型が多く見られます。ピック病は、若年性認知症に多く、前頭葉と側頭葉を中心とした脳の萎縮が特徴です。そのため、「前頭側頭型認知症」とも呼ばれます。症状としては、抑制の欠如、人格変化などが現れます。

これらの認知症に共通しているのは、大脳の新皮質が障害されることです。アルツハイマー病では、脳の萎縮は通常、新皮質から始まります。脳血管性認知症の中で最も多い多発梗塞性認知症の場合も、脳梗塞による血流の低下は新皮質に多く見られます。レビー小体病は、幻視が大きな特徴の一つですが、これは後頭葉の新皮質にある視覚野の異常が原因だと考えられています。若年性認知症に多いピック病は、前頭葉と側頭葉の新皮質が障害されるために抑制がきかなくなり、感情のコントロールができなくなっていきます。

原因がどの病気であっても、大脳新皮質が障害されることによって、人としてそれまで当たり前にできたことができなくなっていくのが、認知症です。ただし、脳の深い部分にある機能は、かなり重度になるまで保たれます。生理的欲求や根源的な感情は、最後まで残るのです。

認知症には、中核症状と行動・心理症状（BPSD）がある

皆さんの中には、認知症には「中核症状」と「周辺症状」がある、と聞いたことがある方もいるのではないでしょうか。中核症状とは、高次脳機能の低下を直接示す症状で、認知症の人に必ず認められる症状でもあります。記憶障害、見当識障害、思考・判断力の低下などがこれに相当しますが、これらの症状は別々にあるのではなく、互いに密接に関連しています。たとえば、時間や場所や人がわからなくなる見当識障害は、記憶との照合ができないことで起こりますし、判断は記憶や見当識がなければ下すことができません。

周辺症状とは、中核症状に伴って現れる行動、あるいは心理的な症状のことで、どのような症状が現れるかは、その人の心身の状態や環境によって異なります。周辺症状は、今はＢＰＳＤ（Behavioral and Psychological Symptoms of Dementia：行動・心理症

状）と呼ばれることが多くなっていて、行動症状には徘徊や暴言、暴力、奇声、異食などが、心理症状には不安や抑うつ、幻覚、妄想などが含まれます。

症状の詳しい内容やその対応方法は第3章以降で述べることにして、ここではどのような中核症状やＢＰＳＤがあるかを、ざっと見ておきましょう。

比較的軽い段階では、以下のようなことが見られます。

- **同じことを何度も言ったり、聞いたりする。**
- **置き忘れ、しまい忘れが目立つ。**
- **物事に関心を示さなくなる。**
- **買い物に行かなくなる。**
- **趣味でやっていたことをしなくなる。**
- **料理が下手になる、味付けがおかしい。**
- **判断したり、決定したりすることができなくなる。**
- **無気力になる（無関心、意欲低下）。**

・もの盗られ妄想が起こる。
・うつ傾向になる。
・入浴、食事、外出などを拒否する。
・契約をしたり保証人になったりしてしまう（断ることができない）。

しだいに症状が進行すると、以下のようなことが現れてきます。

・病識の欠如。
・幻覚。
・妄想（被害妄想、嫉妬妄想、誇大妄想）。
・徘徊。
・つきまとい（人から離れない）。
・失行（服を着る、髪の毛をとかす、歯磨きをする、お茶をいれるなどの行為ができなくなる、など）。
・失認（知っている人の顔がわからない、よく知っている街並みがわからない、音楽の認識ができない、文字の形がわからない、など）。
- 性的逸脱。
- 暴言、暴力、攻撃行動。
- 鏡現象（鏡に映る自分に話しかける）。
- 夜間せん妄（軽度の意識の低下に、興奮が加わった状態）。
- 感情失禁。
- 睡眠障害、不眠の訴え。
- 脱抑制（欲求・衝動を抑えられない）。
- 話のつじつまが合わない。
- 作話《さくわ》。
- 火、水、鍵などの不始末。
- 収集癖（他者には意味がわからないものを集める）。
- 仮性作業（無意味な作業を行う。コップで水をすくっては捨てる、トイレットペーパーを巻き取り続ける、など）。
- 死んだ人を生きている人のように話す、人形やぬいぐるみを生きているように扱う。

・**金銭への異常なこだわり。**

症状がかなり重くなると、以下のようなことが現れます。

・**異食（食べ物ではないものを食べる）。**

・**弄便《ろうべん》（便をいじる）。**

そして、最後には寝たきりになり、うなり声をあげたり、無表情で呆然とした状態になったり、終始まどろんでいるような状態になったりします。

ただし、ここに記したのはあくまでも例であり、どのような症状がどの段階で出るかは、人によって異なります。

また、認知症は生命には影響がないと思っている方も多いのですが、認知症になると老化が速く進行し、最終的には死に至ります。余命は若年性認知症で7年程度、高齢者の認知症で10～15年程度と言われています。もちろん、どの程度老化が速まり、どの程度の余命があるかは、人によって異なります。

その場に合った適切な検索ができない

記憶障害は、認知症の中核症状であり、もっとも早くから現れるＢＰＳＤの背景要因の一つでもあります。通常の老化に伴う記憶障害は、想起ができない状態であるのに対して、認知症は記銘ができない状態だと、先に述べました。とはいえ、認知症でももちろん、保持されている記憶を想起できない、という状態はあります。

ただ、健常な人はそのようなときに、「喉まで出かかっている」感覚があるのに対して、認知症の人にはそのような感覚がなく、「自分がそれを知っていることはわかるけれど、それが何かはわからない」という状態のようです。実は、自分がそれを「知っている」と自覚することも、「思い出す」ことも、ともに海馬の働きなのですが、「知っている」という自覚は海馬が活動してさえいれば生じるのに対して、「思い出す」には、海馬を特別に働かせる必要があるようなのです。そのため、海馬の働きがより弱っている認知症の人は、「喉まで出かかっている」状態、つまり思い出す直前の状態にまで、海馬の働きを高めることができないと考えられます。

また、記憶の認知モデルでは「符号化→貯蔵→検索」と、「検索」が学習モデル（記

この絵は何の絵ですか？

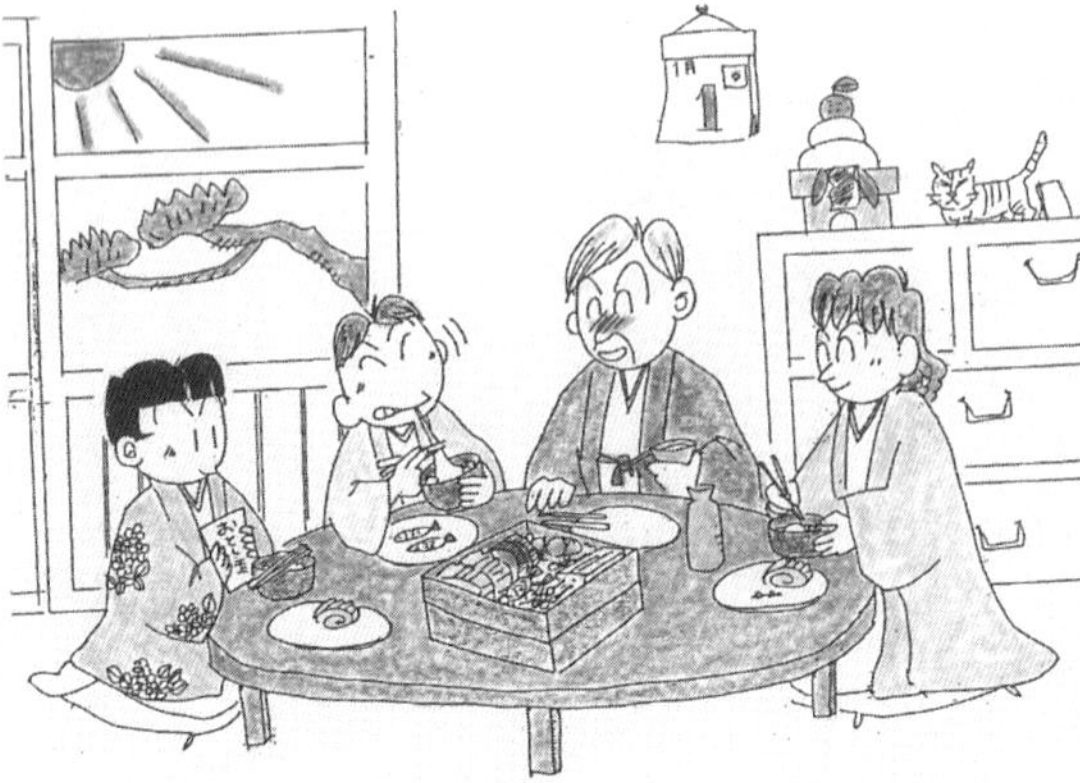

銘→保持→想起）の「想起」に相当しますが、認知症では、その場に合った適切な検索ができない、という問題も生じます。

通常の老化でも、検索機能は低下します。そのため、検索の速度が遅くなったりして「なかなか思い出せない」ということが起こるわけですが、不適切な検索をしてしまうようなことはありません。たとえば、上の絵は何を表しているか、あなたはわかりますか？

そう、「お正月」です。ところが、認知症の人の中には、箪笥の上にいる猫に気を取られて「猫だ！」と言ったり、男の子を自分の息子と勘違いして、息子の名前を呼んだりする人がいます。これは、「この絵は何を表しているか」という問いかけに対して、適切な検索がなされていないからです。

　では、なぜ適切な検索がなされないかといえば、一つには、絵の中の情報が多すぎるからです。認知機能が衰え、多くの情報を一度に処理することができないために、猫や男の子といった、自分の興味を強く引くものだけに意識が集中してしまうのです。

　さらに、多くの情報を関連づけて抽象化することができない、ということもあります。一つひとつのものは、1月1日の日めくりや鏡餅やおせち料理だとわかっても、それらがまとまってあるのは正月だという、抽象度が高い判断ができないのです。認知症の検査では、「野菜の名前を思いつくだけ言ってください」というような問いがありますが、これも同様に、タマネギやキャベツやトマトという個々の作物を、野菜という抽象概念でくくれるかどうかを見ているのです。

　また、全体を一つのまとまりとして見ることができない、ということもあります。私たちは、人の顔を一つのまとまりとして捉えたり、音楽を一つのまとまりとして捉えたりすることができますが、認知症ではそれができなくなります。これを「ゲシュタルトの崩壊」と呼びます。

　ゲシュタルトの崩壊が起こると、絵の意味がわからなくなったり、人の顔がわからな

認知症に伴うゲシュタルトの崩壊

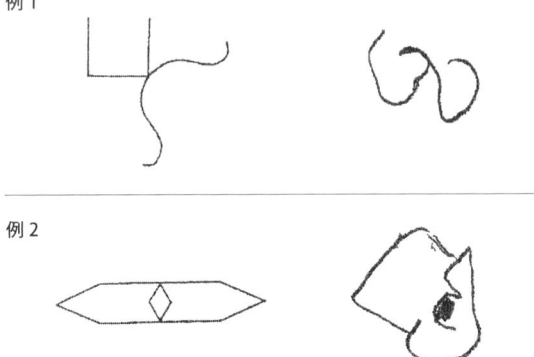

例１

例２

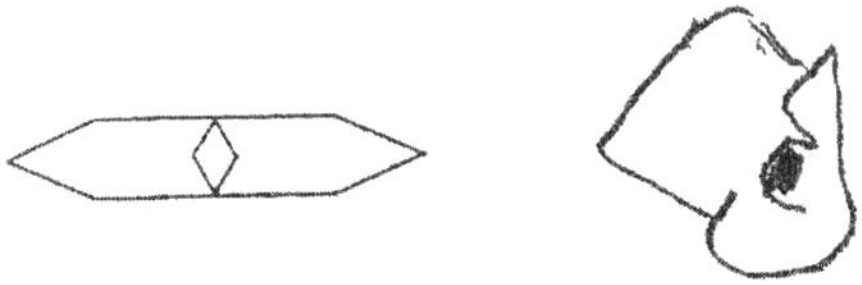

左絵を見ながら模写するベンダー・ゲシュタルト・テストの例。
認知症の人は、図形のまとまりを認知することができないため、
うまく模写できずに右絵のようになってしまう。

くなったり、音楽が雑音に聞こえてしまったりします。上の図は、ゲシュタルトの崩壊を調べる検査の例で、実際に認知症の人にやってもらったものです。左側にある抽象図形を見ながら書き写してもらうのですが、図形のまとまり、すなわち全体像を把握できないことがわかります。

認知機能が同レベルでも、認知症の人とそうでない人がいる

アメリカ精神医学会の診断マニュアルDSM第４版では、認知症の診断基準は「記憶障害があり、さらに失語、失行、失認、実行機能障害のうち、少

なくとも1つ以上の症状があること」とされている、と先に述べましたが、これには続きがあります。「これらの認知障害が、社会的または職業的機能の著しい障害を引き起こし、また、病前の機能水準からの著しい低下を示すこと」というものです。

社会的な存在である人間は、職場や家庭、地域などから期待される役割を果たしながら生きています。「社会的または職業的機能」とは、社会から期待される役割を果たす能力のことですが、人によって期待される役割は異なっています。たとえば、第1章に登場した越智俊二さんのような、50歳前後の働き盛りの人と、仕事をリタイアしてゆったりした毎日を送る80歳の人とでは、社会から期待される役割は大きく異なります。

また、働き盛りの人が認知症になれば、すぐ仕事に支障が現れ、家庭生活にも大きなダメージが生じてしまいます。ところが、都市部以外の農村や島嶼《とうしょ》などに住む高齢者の中には、認知機能が明らかに認知症レベルまで低下しているにもかかわらず、普通に生活できている人がいます。毎朝決まった時刻に起き、身支度をして畑に出、適度に農作業をして家に帰る。このような暮らしは穏やかで変化が少なく、長年それを繰り返すことで習慣化しているために、認知機能が低下しても支障なく続けられるのです。

つまり、認知機能が同じレベルまで低下していても、認知症の診断を下すか否かは、その人が置かれた状況によって異なるのです。そのために、「社会的または職業的機能の著しい障害」という項目があるのですが、この項目には、該当する人には介護が必要になるという意味もあります。

以上は認知症の診断基準ですが、診断は、問診、内科的な検査、血液・尿検査、心電図などによって全身の状態を把握したうえで、CTやMRI、SPECT（脳血流検査）などの画像検査を行います。さらに、認知機能の検査として、第1章のMCIのところでも登場したMMSEや、日本独自の検査である長谷川式認知症スケールなどが行われます（101、102ページ参照）。

これらの検査では、時間と場所の見当識、計算、記憶など、認知症になると低下しやすい認知機能を見ています。両テストともに30点満点で、MMSEでは23点以下、長谷川式では20点以下の場合に認知症の疑いがあるとされます。ただし、点数だけでなく、回答の仕方や、どの問題を間違ったかなどによっても、診断結果は異なります。中には、うつ病のために認知症に似た症状を呈している人もいますが、そのような人は、答えを間違えるのではなく「わからない」と答えるといった違いがあるのです。

認知症と診断された場合は、重症度の測定や、生活自立度（介護必要度）の判定が行

認知機能の検査（MMSE）

		質問内容	得点
1	5点	今年は何年ですか？（1点） 今の季節は何ですか？（1点） 今日は何曜日ですか？（1点） 今日は何月（1点）何日（1点）ですか？	
2	5点	ここは何県ですか？（1点） ここは何市ですか？（1点） ここは何病院ですか？（1点） ここは何階ですか？（1点） ここは何地方ですか？（例：関東地方）（1点）	
3	3点 正答1個 につき1点	相互に無関係な物品名3個の名前を、検者が1秒間に1個ずつ言い、その後、患者さんに繰り返してもらいます 3例全て言うまで繰り返してもらいます（6回まで）	
4	5点 正答1個 につき1点	100から順に7を引き答えさせる（5回まで） あるいは「フジノヤマ」を逆唱してもらいます	
5	3点 正答1個 につき1点	3で示した物品名を再度復唱してもらいます	
6	2点	（時計を見せながら）これは何ですか？（1点） （鉛筆を見せながら）これは何ですか？（1点）	
7	1点	次の文章を繰り返し言ってもらいます 「みんなで力を合わせて綱を引きます」	
8	3点	（3段階の指示を患者さんにしてください） 「右手にこの紙を持ってください」（1点） 「それを半分に折りたたんでください」（1点） 「机の上に置いてください」（1点）	
9	1点	（次の文章を読んでその指示に従ってもらってください） 「目を閉じてください」	
10	1点	（口頭で指示してください） 「何か文章を書いてください」	
11	1点	「下の図形と同じものを描いてください」 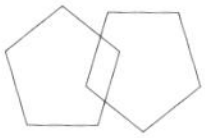	

判定基準：23点以下は認知症の疑い
出典：Folstein, et al.(1975) をもとに作成

合計得点
／30

認知機能の検査（長谷川式認知症スケール）

1	お年はいくつ？（2歳までの誤差は正解）		0　1
2	今日の日付は何年の何月何日、何曜日ですか？（年、月、日、曜日が各1点）	年 月 日 曜日	0　1 0　1 0　1 0　1
3	私たちが今いるところはどこですか？（自発的に出れば2点、5秒おいて、家、病院、施設の中から正しく選べれば1点）		0　1　2
4	これから言う3つの言葉を言ってみてください。後で聞くので覚えておいてください。（以下の1または2の一方を採用） 1：a 桜　b 猫　c 電車　　2：a 梅　b 犬　c 自動車		0　1 0　1 0　1
5	100から7を順番に引いてください。（100－7は？それから7を引くと？　と順に質問する。最初の答えが不正解なら打ち切る）	(93) (86)	0　1 0　1
6	私がこれから言う数字を逆から言ってください。（6-8-2、3-5-2-9を逆に言ってもらう。3桁の逆唱に失敗したら打ち切る）	2-8-6 9-2-5-3	0　1 0　1
7	先ほど覚えてもらった言葉をもう一度言ってください。（自発的に回答があれば2点、もしなければ以下のヒントを与え正解なら1点） a 植物　b 動物　c 乗り物		a：0　1　2 b：0　1　2 c：0　1　2
8	これから5つの品物を見せます。それを隠しますので何があったか言ってください。（時計、鍵、たばこ、ペン、硬貨など無関係なもの）		0　1　2 3　4　5
9	知っている野菜の名前をできるだけ多く言ってください。（答えた野菜の名前を記入、途中で10秒待っても出ないときは打ち切る。0～5＝0点、6＝1点、7＝2点、8＝3点、9＝4点、10＝5点）		0　1　2 3　4　5
			合計点

判定基準：20点以下は認知症の疑い
出典：加藤伸司ほか（1991）をもとに作成

われます。重症度を測るための検査は多数ありますが、最もよく用いられるのがＣＤＲ（Clinical Dementia Rating：臨床認知症評価法あるいは臨床的認知症尺度）で、これは認知機能に加えて、「社会適応」「家庭状況および趣味・関心」「パーソナルケア」の各項目が測定されます。

生活自立度は、ＡＤＬ（Activities of Daily Living：日常生活動作）と、ＩＡＤＬ（Instrumental ADL：手段的日常生活動作）の観察と、ＢＰＳＤの有無によって判定します。ＡＤＬは着衣、食事、排泄、整容など、主に家の中での必要最小限の行為を、ＩＡＤＬは外出、買い物、金銭管理、服薬管理、電話、留守番など、社会的行動をさします。ＢＰＳＤは、行動・心理症状です。

認知症の対応には、医療だけでなく、介護が必要です。そのため、診断基準にも「社会的または職業的機能」という言葉があり、ＣＤＲや生活自立度によって、どのようなケアがどの程度必要かを見るのです。

ＤＳＭ改訂第5版で「認知症」の名称が変わる？

２０１３年にＤＳＭの改訂第５版ができ、記憶障害が認知症診断の必須項目から外れるかもしれないこと、認知症という概念よりも個々の病気の診断が重視されるようになるかもしれないことは既に述べましたが、第5版ではほかにも変更があると考えられています。現在、認知症をさすときに使われている「Dementia」という名称自体が、変わるらしいのです。

Dementiaは、「精神がだめになる」「心を失う」という意味であり、差別的ではないかという議論が以前からあったのです。そのため第5版では、認知症は「Neurocognitive Disorder（神経認知障害）」となり、これが「Major Neurocognitive Disorder（大神経認知障害）」と「Minor Neurocognitive Disorder（小神経認知障害）」の2つに分類され、アルツハイマー病などは前者に、MCIは後者になるようです。

日本で「痴呆」を「認知症」に変更することが決まったのは、2004年の年末でした。「痴呆という言葉は差別的である」という日本老年医学会の提議を受けて、厚生労働省で検討会が開かれ、ホームページなどでも広く意見を募集した結果、「認知症」に決まったのです。その背景には、認知の研究が進んできたこともありました。

ただし名称は、すんなり「認知症」に決まったわけではありません。一般公募では「認知障害」が1位でしたが、医学用語の認知障害と区別できないことから、これは却下。

心理学関連4学会が合同で提案した「認知失調症」という案も却下されました。また、「認知」が広い意味を持つ言葉であるために、認知症というと精神障害がすべて含まれてしまうとして、精神神経学会などは反対の立場をとっていました。

このような経緯はあるものの、痴呆という差別的な言葉が使われなくなったのは、よいことに違いありません。ただ、残念なことに、認知症という名称になったために、認知という脳の機能にばかり目がいくようになり、生活の不自由という視点が見過ごされてしまうことがあるように思うのです。

実際に、このようなことがありました。名称が認知症に変わって間もない頃、東京都のある自治体から、介護保険の「認定調査員による要介護認定の1次判定が、認定審査会での2次判定で覆ることが多い。1次判定がより正確になるように、認定調査員を指導してほしい」と、依頼されたのです。

認定調査員とは、介護保険の申請があった人に対して、前項で出てきた生活自立度の調査をし、要介護度を決める任務を担っています。要するに、生活にどの程度不自由が生じているかを見るわけですが、その具体的な方法を尋ねてわかったのは、認定調査員が「認知障害の程度を判定しようとしている」ということでした。つまり、医師と同様に認知症の診断をしようとしていたのです。

おそらく、認知とは何かという講習を受けている認定調査員たちは、名称が認知症になったことで、認知障害によって起こる記憶低下などの症状に目がいってしまい、生活の不自由という視点が欠けてしまったのでしょう。しかし、介護において大事なのは、認知障害そのものというよりは、それによって生じる生活の不自由であり、認知症の人が感じている不自由さを補い、生活を維持することなのです。

認知症の治療とケアはどこへ向かうのか

脳科学も医学も目覚ましく進歩してはいますが、いまだにほとんどの認知症は治りませんし、予防もできません。〝ほとんど〟というのは、正常圧水頭症のように手術で治るものや、脳血管性認知症のように間接的に予防できるものも、ごく少数あるからです。

認知症の薬も開発が進んでいますが、認知症の原因となっているアルツハイマー病などの病気そのものを治す薬はまだなく、一時的に症状を改善する、進行を遅らせるといったことが、現状での薬の働きです。

現在日本で使われている認知症薬は、以下の4種類です。

①塩酸ドネペジル（製品名：アリセプト）

軽度から重度のアルツハイマー型認知症用。アルツハイマー病などで減少する神経伝達物質アセチルコリンを分解する酵素アセチルコリンエステラーゼの働きを阻害する。それによって、アセチルコリンが分解されるのを防ぎ、脳内のアセチルコリンの濃度を上げて神経伝達をスムーズにする。

②臭化水素ガランタミン（製品名：レミニール）

軽度から中等度のアルツハイマー型認知症用。アセチルコリンエステラーゼの働きを阻害するとともに、ニコチン性アセチルコリン受容体を増強し、その感受性を高めることによって、神経伝達をスムーズにする。

③塩酸メマンチン（製品名：メマリー）

中等度から重度のアルツハイマー型認知症用。レビー小体病に有効との報告あり。脳の興奮を引き起こすアミノ酸の一種・グルタミン酸が過剰に放出されるのを抑え、神経細胞が障害されるのを防ぐ。

④リバスチグミン（製品名：リバスタッチパッチ、イクセロンパッチ）

軽度から中等度のアルツハイマー型認知症用の貼付薬。アセチルコリンエステラーゼの働きを阻害するとともに、病気の進行に伴って関与が高まるアセチルコリン分解酵素ブチリルコリンエステラーゼの働きも阻害し、神経伝達をスムーズにする。

アメリカでは塩酸ドネペジルと塩酸メマンチンの併用が標準治療となっていますが、日本でもそうなりつつあります。

これらの認知症薬に加えて、妄想や幻覚、興奮などの強い症状を抑えるために向精神薬が、不安や緊張に対しては抗不安薬が、不眠に対しては睡眠薬などが使われることがあります。さらに、漢方薬などが処方されることもあります。

回想法や音楽療法、計算ドリルなどが認知症治療や予防に効果があるという人もいますが、それは必ずしも事実とは言えません。回想法や音楽療法は、認知症の人の気持ちを落ち着かせるためには効果的ですし、計算ドリルをすれば計算は速くなりますが、認知症を治したり予防したりすることは不可能だと考えられています。

認知症の予防という面では、ワクチンの開発が進んでいますから、いずれは予防接種が行われるようになるかもしれません。また、ｉＰＳ細胞の研究が進めば、壊れてしまった神経細胞を修復することが可能になるかもしれません。

いずれも一朝一夕にはできないことばかりですが、それでも私の祖母の時代に比べれば、治療薬もそれなりに開発され、少しずつであっても医療は確実に進歩しています。介護の面でも、人々の認知症への理解も進み、認知症サポーター制度も広まりましたし、認知症について深く学んだ専門介護福祉士の資格を作ることも厚生労働省が検討しています。

認知症は難しい病気ですが、手は打たれているのです。ただ、私は、認知症を治すことばかりに目を向けるのは、必ずしもよいことだとは言えないと思っています。いつか認知症が難しい病気でなくなることを願いつつも、認知症を特別なこととせず、どうすればよりよく、認知症とともに生きていくことができるかを、私は考えたいのです。

第3章

ケーススタディで理解する認知症①

認知症になると見られることが多い症状

ここからは、さまざまな事例をもとに、認知症の人と介護する人の心と行動を読み解いていきます。第3章から第5章までで紹介する事例では、その原因となっている病気は主にアルツハイマー病ですが、診断がついていないなどの理由で特定できないケースもあります。レビー小体病とピック病については、アルツハイマー病とは特徴が異なるため、第6章で取り上げます。

アルツハイマー型認知症では、周囲の人がまず気づくのが、意欲障害と記憶障害です。意欲障害とは、気分の変調、うつ傾向、無関心・意欲低下などをさし、症状としては、ぼんやりしている、根気がないなどに加えて、疲労感、不眠、不安、めまい、肩こりなどが現れます。記憶障害は、記銘力の障害と場所の見当識の障害、近時記憶（最近の出来事の記憶）の障害で、しまい忘れが多い、確認行動が多い、電話番号が覚えられない、などの症状が現れます。

まずこの章では、そうした事例について見ていきます。

ケース1

外出しなくなった
趣味を楽しまなくなった
本や新聞を読まなくなった
友だちにも会おうとしない

Bさん（73歳、男性）は、銀行を定年退職した後、知人の会社で経理の仕事をしていましたが、そこも65歳で退職し、現在は年金で暮らしています。妻（70歳）と次女（38歳、会社員）の3人暮らしで、長女（42歳）は結婚して別の町に住んでいます。

仕事をリタイアしてからも、Bさんは町内会の役員を引き受けたり高齢者大学に通ったりと、外に出かけることが多く、妻は「あまり手がかからなくて、よかった」と思っていました。また、若い頃から囲碁が趣味だったため、電車で2駅のところにある碁会所にも週に1、2回通い、その帰りに碁の仲間と居酒屋に寄って飲んでくることもありました。

そんなBさんが、梅雨時から家でゴロゴロしていることが多くなりました。妻はそのことに気づいていましたが、「雨降りだからだろう」「蒸し暑いからだろう」などと思い、特に気にしてはいませんでした。ところが、梅雨が明けてもBさんは家でゴロゴロしているまま。町内会の会合があっても出席せず、好きな碁会所にも行きません。「たまには出かけたら」と水を向けても、「うん」と気のない返事をするだけで、腰を上げる気配がありません。「今日は碁会所に行ったら？　あんまり行かないと、何かあったのかと思われるわよ」と言って上着や帽子を渡し、無理矢理送り出しても、じきに帰ってきてしまいます。

そんなある日、新聞を読もうとして、新聞がいつものテーブルの上にないことに気づき、妻は「あれ？」と思いました。「休刊日だったかな？」と思いつつ郵便受けを見に行くと、新聞が入ったままになっています。毎朝いちばんにBさんが自分で取りに行き、隅から隅まで読んでいた新聞を、今朝は読んでいないのです。「新聞、ここに置くわよ」と言っても、Bさんは生返事をするだけ。翌日も、翌々日も新聞を取りに行く様子がありません。

心配になった妻が、仕事から帰ってきた娘をつかまえて「最近、お父さん元気がないのよ。大好きな碁会所にも行かないし、新聞も読んでないみたいだし。具合でも悪いのかしら」と言うと、「私も変だと思っていたのよ、話しかけてもぼんやりしているし。だけど、もう73歳だからねえ」との答え。妻は、「73って言ったって、私と3つしか違わないのに」と、釈然としない気持ちですが、娘は「年をとると、女性の方が元気なのよ。外に行くのがめんどうなんだろうから、お友だちを家に呼んでみたら？」と言います。

翌日、妻が「碁会所の友だちを家に呼んだら？」と言うと、Bさんは「ううん」と生返事をするだけ。もう一度繰り返すと、プイッと横を向いてしまいました。

趣味を楽しまなくなるのはなぜか

Bさんは、アルツハイマー型認知症の初期に最も頻繁に見られる症状の一つ、「意欲障害」が現れた状態だと思われます。意欲障害は、周囲の人には「いつもぼんやりしている」「やる気がない」と映りますが、その主な原因は作動記憶（ワーキング・メモリ）の機能低下です（71ページの図版参照）。

作動記憶とは、脳の前頭前皮質が司っている機能で、「記憶」という言葉がついていますが、単なる記憶ではありません。感覚器官から受け取った外界の情報を記憶と照合したり、その情報をふるい分けたり、知的作業をする際に必要な情報を一時的に記憶しておいたりするなど、情報処理全般に関わっています。

そのため、作動記憶の機能が低下すると、情報処理がうまくできなくなります。会合の際に大勢の意見を聞いて落とし所を考えたり、ゲームで相手の出方を見てこちらの手を決めたりするには、多くの情報を一旦記憶し、過去の記憶と照らし合わせて判断を下す作業を、何段階にもわたって行わなければなりませんが、作動記憶が低下すると、これらのことがうまくできないのです。

そうなると、町内会の会合に出て意見を求められたり、碁を打ったりすることが負担になるばかりで、ちっともおもしろくありません。同様に、読んだ文章の内容を一旦作動記憶にとどめておき、それと比較しながら文章を読み進めることが難しくなるため、長い文章の意味がとれなくなり、新聞や本を読むのが苦痛になるのです。

これは、作動記憶で一度に処理できる情報の量が少なくなったということであり、程度の差はありますが、認知症の人に限らず高齢になると誰でもそうなります。たとえば、テレビドラマの「水戸黄門」が高齢者に人気があったのも、そのためだと考えられます。水戸黄門は、登場人物が毎回同じで、ドラマの進行もパターン化していました。要するに、作動記憶をフル回転させる必要がなく、脳に負荷をかけずに安心して見ていられたのです。さらに水戸黄門は、ストーリーの先が読め、予測した通りの結末になるため、有能感が高まるという効果もありました。「自分が予測した通りの結末になる」とは、「外界が自分の思っていた通りになる」ことであり、自分が外界をコントロールしているような有能感をもたらすのです。

一度に処理できる情報量が少ないとは、要素の少ない単純な情報処理ならばできるけれど、多くの要素を同時に扱う複雑な情報処理はできないことを意味します。そのため、結末がどうなるかわからないミステリーなどは、見てもおもしろくありません。

ミステリーは、登場人物の顔はもちろん、誰が何と言ったか、どこに何があったか、誰と誰がいつどこで会ったかなど、さまざまな要素を記憶し、怪しい人の当たりをつけながら見ることによって、ワクワクする感じを味わうことができます。ということは、時間経過を追いながら、変化する複数の情報を処理することができなければ、ちっともおもしろくないのです。つまり、先がどうなるかわからないものに興味を持つには、複雑な情報を処理する能力が必要なのです。

話が逸れましたが、Bさんにとって、町内会の役員をしたり、碁会所に行って趣味の仲間と会ったりすることは、生きがいと言ってもよいことだったはずです。それがうまくできないばかりか負担になるのですから、気分が落ち込むのも無理はありません。作動記憶の機能低下によって複雑なことができなくなったうえに、それができない自分を認識することで、さらに気分が落ち込むという悪循環に陥ってしまったのです。

実は、このようなアルツハイマー病の初期の意欲低下は、うつ病と見分けがつきにくく、間違われることがとても多いのです。また、これとは逆に、高齢者のうつ病がアルツハイマー病と間違われることもあります。

感動しなくなるのはなぜか

作動記憶の機能低下はまた、興味や関心、好奇心、感動、驚きなどの感性の低下も引き起こします。これが意欲の低下に拍車をかけるのですが、ではなぜ、作動記憶の機能が低下すると、感性が鈍るのでしょうか？　それには、作動記憶の機能の一つである「注意」、特に「選択的注意」の低下と、新たな情報と記憶との照合能力の低下が関わっています。

私たちは、目や耳から入ってくる雑多で膨大な情報のうち、注意を向けたものだけを

記憶します。注意を向ける対象は、派手な色や大きな音など、感覚に強く訴えてくるもの
の場合もありますが、多くの場合、その人が関心を持っているものです。

たとえば、ファッションに興味がある人は、町を歩いていても洋服やショーウィンドウに目がいきますし、食べ物に興味がある人は、人が食べているものやレストランの看板に目がいきます。なぜかというと、ファッションに興味がある人は、ファッションに関する情報に選択的注意が働くからで、平たく言えば、雑多な情報の中からファッションに関するものを無意識のうちに見つけ、そこに注目するくせがついているのです。

しかも、ファッションに興味がある人は、脳の中にファッションに関する記憶がたくさん蓄積されていて、その記憶がたびたび呼び出されます。そのため、ファッションに関する記憶が取り出しやすい状態、いわばアクセスが速い状態になっています。したがって、目や耳からファッションに関する情報が飛び込んでくると、即座に記憶との照合が行われ、「これは新しい！」とか、「前に見たものよりもステキだ！」といった評価が下されるのです。

ところが、作動記憶の機能が低下すると、選択的注意が低下し、ファッションに関する情報に注意を向けることができなくなってしまいます。さらに、ファッションに関す

る記憶を素早く呼び出して、新たな情報と照合することもできなくなります。私たちは、新たな情報に注意を向け、脳の中にある記憶と照合することで、「これは見たことがない、何だろう?」と好奇心を抱いたり、「これまでに見たものの中で、いちばんきれいだ!」と感動したり、驚いたりするわけですが、それができなくなってしまうのです。

なぜ、励ましてはいけないのか

この段階では、妻も娘も、Bさんが認知症だとは気づいていません。ただ、外出もせず、何となくいつもと感じが違うので、「体調が悪いのだろう」と思ったり、「老化のせいだ」と思ったりしています。

そのため、元気を出させようと、無理に碁会所に行かせたり、友だちを家に呼ぼうと言ってみたりします。ところがBさんの反応は、はかばかしくありません。Bさん自身は、家族が「変だな」と思う前に、町内会の会合や碁会所で、何度も「おもしろくない」経験をしているからです。会合で意見を求められて何も言えなかったり、碁で変な手を打って負け続けたりと、自分が「うまくできない」ことを何度も経験すると、そのこと自体をしたくなくなり、避けるようになるのは、私たちも同じです。

Bさんの妻のように、「元気を出せ」と言ったり、無理に趣味をやらせたりするのは家族が取りがちな行動ですし、中には「なんでゴロゴロしてばかりいるの！」と、非難する人さえいます。いずれにせよ家族に悪気はなく、元気がないのを心配して思わず言ってしまうのですが、言われた方はたまりません。ただでさえ意欲が低下していて、疲労感やうつ傾向があるのに、静かに休んでいることもできないのです。

とはいえ、このまま放っておくのは、やはりよくありません。何もしない状態が続けば、作動記憶の機能はさらに低下し、認知機能は衰えていきます。しかし、これまでと同じことをするのは無理ですから、作動記憶をあまり使わなくてもできることを、新たに始めるとよいのではないでしょうか。ウォーキング、散歩、植物栽培などは、作動記憶をあまり使わずにできて、なおかつ心身によい影響があります。

また、富士山のように非常にシンプルで圧倒的なものには、作動記憶が衰えていても感動することができます。ですから、山や海のようなシンプルで美しい風景を見たり、シンプルなメロディの美しい音楽を聴いたりするのも、この段階にはよいと思われます。認知症は、症状の進行段階によって、楽しめるものが変わっていきます。そのため、今の状態ならばどんなことを楽しいと感じるのかを、周囲の人たちが理解することが大事なのです。

ケース2

料理ができない
部屋の隅にガラクタを溜め込んでいる
やたらに小銭がいっぱいある
約束を忘れる

Cさん（75歳、女性）は、4年前に夫を亡くし、今は娘（42歳、公務員）と孫2人（8歳男児、5歳女児）の4人暮らしです。ほかに息子（47歳、公務員）がいて、車で1時間ほどの町に住んでいます。

Cさんは、息子が生まれたときに退職して専業主婦になりましたが、それまで小学校の教員をしていたこともあり、子どもたちにとっては〝しっかり者のお母さん〟です。今も、離婚したために1人で家計を支えなければならない娘を助けて、家事を切り盛りし、孫たちの面倒をみています。

食事の支度もCさんがしていますが、近頃、夕食の主菜に焼き魚や刺身がやたらに出るようになりました。帰宅した娘が「昨日も一昨日も魚だったわよ。明日はお肉にしてやってね」と言うと、「じゃあ、ハンバーグでも作ろうかしら」という返事。ところが、翌日の夕食もやはり焼き魚でした。さらに、みそ汁に出汁《だし》がとってない、焼き魚の塩がきつい、煮物がやたらに甘い、といったことが重なり、孫に「おばあちゃん、味がへんだよ」と言われる始末。娘は、何十年も作ってきた料理の味がなぜ変わるのか不思議でしたが、高齢の母親に家事をやってもらっている手前、文句を言うわけにもいかず、何となくうやむやにしていました。

そんなある日、「おばあちゃんの部屋に、こんなのがあった」と8歳の子が、菓子の空き袋を見せました。キャラクターが描かれていたので持ってきたようですが、中身は入っていません。このときも、娘はなんとなく不思議な気がしましたが、特に気にはとめませんでした。ところが、3連休の週末に「たまには私がお母さんの部屋も掃除してあげるわね」と言って、Cさんの部屋に入って驚きました。部屋の隅の箪笥と壁の間に、空き袋や空き箱、広告、靴下、ヘアスプレーの缶、割り箸、ふきんなど、ゴミやガラクタが押し込んであったのです。

「なんでこんなものを溜め込んでるの！」と、あっけにとられながら部屋を見回すと、整理簞笥の上のカゴの中に、1円玉から500円玉まで硬貨が山盛りになっています。「これは何のつもり？」と聞いても、「何って……」と、Cさんはオロオロするばかり。「日本中の神社にお賽銭をあげるつもりなの？」と皮肉を言いながら掃除をし、その日はそれで収まりました。

しかし、さらにおかしなことが起こったのです。「保育園が今日はいつもより早く終わるから、忘れずにその時刻にお迎えに行ってね」と言いおいて出かけたのに、保育園から娘の携帯に電話がかかってきて、「お迎えがこない。家に電話しても誰も出ない」というのです。慌てて家に電話すると、「どうしたの？」という、のんびりした声が。思わずカッとして「どこへ行ってたのよ、お迎えにも行かないで！」と怒鳴ると、Cさんは「えっ」と絶句してしまいました。

ガラクタや小銭を溜め込むのはなぜか

Cさんの異変は最初、料理がおかしくなることによって、家族に気づかれました。料理の味が変になる、手際が悪くなる、簡単なものばかり作るようになる、料理をしたがらない、といった変化は、認知症の初期によく見られることの一つです。認知症になると、作動記憶の機能が低下するために、複数の物事に同時に注意を払う「分割的注意」が低下します。そのため、同時進行でいくつもの作業をこなし、それぞれに注意を払わなければならない料理は、苦手になるのです。Cさんも、手数のかかるハンバーグやトンカツなどは作る気になれず、刺身や焼き魚ばかりになってしまったのでしょう。

よく、「認知症予防には料理をするとよい」と言う人がいますが、それは事実ではありません。それは逆で、料理ができなくなることが、認知レベルが落ちてきた目安なのです。また、夕食だけが問題になり、朝食が問題にならなかったのは、どの家でも朝は毎日ほぼ同じ簡単なものを食べることが多いからでしょう。ご飯に納豆、あるいはトーストにハムエッグぐらいであれば、Cさんはまだ問題なく作れるのです。

いっしょに暮らしていない場合でも、親元を訪ねた際に変化に気づくことがあります。以前は親が自慢の手料理を作ってもてなしてくれたのに、お寿司を取ったり、外食したりするようになったというケースです。子どもたちのために料理を作ることが、以前は楽しみだったのに、苦痛になった、あるいはできなくなってしまったのです。

では、しっかり者で、娘に代わって家事全般を担っているCさんが、部屋の隅にゴミやガラクタを溜め込んでいたのはなぜでしょうか？

　これも、作動記憶と関連しています。目の前にあるものをどう処理するか決めるとき、私たちは過去の記憶を検索し、該当する記憶を作動記憶の上に載せ、そこで照らし合わせて判断しています。これはゴミとして捨てるべきなのか、とっておくべきなのかという判断も、同様です。Cさんは作動記憶の機能が低下し、適切な検索ができなくなってしまったために、菓子の空き袋などを、ゴミかどうか判断できなくなっているのです。しかし、それを目の前に置いておくのはなんだか変な気がするので、部屋の隅の箪笥と壁の間に〝片付けて〟おいたのです。

　認知症の人の部屋に行くと、部屋の隅やカーテンの陰、あるいは引き出しの中などに、「なぜ、こんなものがここに？」というようなものがしまわれていることが多々あります。もっと症状が重くなると、失禁したパンツを箪笥の中にしまっておいたりするケースもあります。もちろん本人に悪気はなく、なんとなく目の前に置いておいてはいけないような気がする、要するに〝気になる〟からしまうのです。

　ところで、Cさんの居室以外のキッチンや居間では、ゴミ問題が表面化していませんが、それはなぜでしょうか？　おそらく共用スペースでは、娘や孫たちがゴミに気づいたら捨てていたために、ゴミが溜まることがなかったのだと考えられます。

また、Cさんはゴミだけでなく小銭も溜め込んでいましたが、これも作動記憶と関連しています。私たちは、買い物に行って会計をするとき、告げられた金額と財布の中の札やコインを照らし合わせて、「支払額が4388円なので、5000円札を1枚、100円玉を4個、5円玉を1個と1円玉を3個、計5408円出して、おつりを1020円もらおう」などと考えます。

すでにおわかりの通り、非常に複雑な計算をしているのですが、認知症になると作動記憶の機能が低下するため、このような計算ができなくなります。しかもスーパーなどでは、後ろにレジを待つ人が並んでいるため、モタモタしていると白い目で見られるというプレッシャーがあります。そこでどうするかというと、5000円札や1万円札を出すのです。こうすれば、相手が計算してお釣りをくれるので、自分が計算をする必要はありません。その結果、小銭ばかりがどんどん溜まってしまうのです。

今朝したばかりの約束を忘れるのはなぜか

Cさんは、つい数時間前に娘に言われたことを忘れ、孫を保育園に迎えに行きませんでした。このような大事なことは、普通は忘れませんし、よしんば忘れたとしても、娘から電話があった時点で「あっ！」と、思い出します。しかし、Cさんは約束したこと自体を、忘れていました。

これは認知症の人の物忘れの特徴で、忘れたのではなく、記銘力が低下しているために覚えられなかったのです。健常者ならばあるはずの記憶の痕跡がまったくないために、娘から電話があっても、怒られても、答えようがないのです。

また、作動記憶は、行為を計画する、順序立てて行う、複数の情報処理を同時に行うために注意を分割する、といった「実行機能」も担っています。作動記憶の機能が低下すると、この実行機能がうまく働かなくなり、「いつもより早い時刻にお迎えに行く」といった、先の予定を守ることができなくなるのです。

「いつもより早い時刻にお迎えに行く」ためには、それまでに掃除と洗濯を済ませ、普段は先に行く買い物を後回しにして、何時に家を出る、というように行為を計画して、順序立てて行う必要があります。さらに、途中で宅配便がきたり、観葉植物に水をやらなくてはいけないことを思い出したりしても、それらをやりつつ、決めた段取りを覚えていて、時間がきたら実行しなければなりません。

私たちも、途中で別のことをすると、やろうと思っていたことをし忘れることがありますが、認知症の人にとって、これは非常に難しいことなのです。
以下は、実行機能を測定するためのテストですが、これをやってみると、途中でじゃまが入ることがいかに脳に負荷をかけるかが、よくわかります。

実行機能（注意分割）テスト

次の文章を、声を出して読みながら、平仮名がいくつあるか数えてください。

「昨夜の音楽会は会場が満席となり、半年後の再演が決定した」

実行機能（遅延再生）テスト

次の数字を覚えてから、目をつぶって30秒間にできるだけ早くたくさんの動物の名前を声に出して言ってください。その後で、覚えた数字を思い出してください。

3　8　2　7　5　9　4

なぜ、怒ってはいけないのか

Cさんの娘は、お迎えを忘れたCさんを、思わず怒鳴ってしまいました。娘にしてみれば無理もないのですが、このような行動は、やはりよくありません。なぜならば、約束を忘れてしまったことで、いちばん傷ついているのはCさん本人だからです。

また、認知症が進んでくると人の心が読めなくなるため、怒ったり責めたりする家族の行動の裏にある本当の気持ちが伝わらず、「怒られた」「責められた」という事実だけが記憶に残ってしまいます。認知症の人といっしょに暮らす家族は、ともすれば認知症の人を怒ったり、責めたり、文句を言ったりしますが、これは本人を心配すればこその行動であり、家族は善意でやっているために、本人にも自分の思いが通じていると考えてしまいがちです。しかし、そうではないのです。

認知症の人が、リフォーム詐欺にあったり、悪質な訪問販売にひっかかって高価なものを買ってしまったりすることがありますが、それも人の心が読めないことと関連しています。認知症の人が詐欺や悪質な訪問販売にひっかかるのは、作動記憶の機能が低下しているために正しい判断ができないことや、記銘力が衰えているために最近したことを覚えていないことにもよりますが、それだけが原因ではありません。何かを売ろうとして近づいてくる人は、人当たりがよく、優しく、親切です。私たちならば、その笑顔が何のための笑顔かわかりますが、心の理論が失われつつある認知症の人には、親切の裏にある意図がわかりません。そのため、優しくされるとその人を〝よい人〟だと思い、信じてしまうのです。

家族は、認知症の人から利益を得ようとか、儲けようと考えているわけではありませんから、いい顔ばかりはできません。それは仕方がないことです。ただ、できることなら認知症の人の失敗を怒らず、〝身に覚えのないこと〟で責められる人の気持ちになって、不安に寄り添ってあげてください。

ケース3

同じことを何度も言う
人の話を聞かない
同じものを何度も買ってくる
冷蔵庫に同じものばかりが入っている
旅館で自分の部屋がわからなくなる
買い物に行って迷子になる

Dさん（81歳、女性）は、１年前に夫を亡くしてからは、団地で一人暮らしをしています。同じ団地の別の棟に息子（59歳、会社員）と息子の妻（58歳、パート）が住んでいて、どちらかがほぼ毎日顔を出しています。

夫を亡くしてからしばらくは食欲も落ち、どことなく元気がありませんでしたが、ようやく元に戻り、息子とその妻がほっとした頃からでした。Dさんが、やたらに同じことばかり話すようになったのです。初めのうちは、「お米屋さんに、お米を頼んでおいてくれるね」とか、「資源ゴミを捨てておいてくれるね」などと、何度も同じ頼み事を繰り返すので、「おふくろも、くどいな」とか、「ちゃんとやっておきましたよ」と、２

人はその都度答えていましたが、近頃はそれだけではありません。

先日など、「熱海の海岸に松があるんだよ。貫一お宮の松っていってね」と言うので、「そうですか。熱海はいいところですね」と息子の妻が相づちを打つと、「熱海の海岸に松があるんだよ。貫一お宮の松っていってね」と、まったく同じことを言います。再び息子の妻が「ええ、有名ですね」と相づちを打つと、「貫一お宮の松っていってね。熱海の海岸に、貫一お宮の松っていってね」と、また同じことを繰り返したために、「何回同じこと言うんだよ！」と、ついに息子が声を荒げてしまいました。

また、夫が亡くなってからは、1人分の食事を作るのはかえって大変だろうと、夕食のおかずを時おり届けていますが、その際に冷蔵庫をチェックすると、なぜかマヨネーズが何本も入っていたり、佃煮が何パックもあったりします。その都度、賞味期限の切れたものは持ち帰って捨てていますが、捨てられたことにも気づいていないようです。

「この頃、おふくろもボケてきたな」「そうねえ。こっちでいっしょに暮らす？」「でも、こっちも狭いしな。まだ一人で大丈夫だよな」などと夫婦で話した直後のことでした。

老人会で行った温泉で、自分の部屋がわからなくなり、Dさんが旅館の中で迷ってしまったというのです。さらに、いつも行くスーパーへ買い物に行き、帰り道がわからなくなってしまい、自宅からだいぶ離れたところを歩いているのを、顔見知りのクリーニング屋さんに呼び止められた、ということも起こりました。

同じことを何度も言うのはなぜか

認知症の人はよく、同じことを何度も繰り返し言います。これは、記銘力が低下しているために、自分が言ったことを覚えていないことが、主な理由です。ただし、それだけが理由ではありません。まず、同じことばかりを考えてしまうから、ということがあります。作動記憶の機能が低下し、一度にたくさんの情報を処理できないためでしょう、あることが頭に浮かぶと、それだけを繰り返し思い出すようなのです。

さらに、分割的注意が低下して、同時にあちこちに注意を向けられなくなることも関係しています。ほかの人の様子に注意が向かないため、会話の流れとは関係なく自分の言いたいことだけを言ったり、やりたいことだけをしたりしてしまうのです。

健常な人でも、高齢になると同じようなことが起こります。たとえば電車に乗るとき、ドアが開いたとたんに、降りる人がいるのもかまわず、人を押しのけて空いた座席へとまっしぐらに突進する人がいます。これは、分割的注意ができないために、周囲の状況に目がいかず、ひたすら空いた座席に意識が集中してしまうのです。

また、認知症の人の会話の特徴として、いきなり核心から話し始める、ということもあります。人は普通、何か言いたいことがあるときは、その周辺から話し始めます。たとえば、お小遣いを値上げしてほしいときは、昨今の物の値段や、どうしても必要なつきあいなど、根拠となることから話し始め、そのうえで値上げを切り出すのが普通ではないでしょうか。

ところが認知症の人は、「お小遣いを値上げしてくれ」と、ストレートに言ってしまいます。ゴミを捨ててほしいときも、「重くて持てないから」とか、「その日は家にいないから」とか、理由を言ってから頼むのが普通ではないでしょうか。しかし、認知症の人は、心の理論の働きが低下しているために、相手の気持ちを推し量ることができません。そこで、自分の欲求をストレートに口にしてしまい、「わがままだ」と思われてしまうことがあるのです。

よく知っている道がわからなくなるのはなぜか

Dさんがマヨネーズや佃煮をいくつも買ってきてしまうのは、買ったことを覚えていないからですが、これも認知症になるとよく見られる行動です。旅館の中で自分の部屋がわからなくなったり、近所で道に迷ったりするのは、場所の見当識障害が原因で、これもよく見られる症状です。ただし、初めて行った場所で迷うのと、よく知った場所で迷うのとでは、少し認知の仕組みが異なっています。

私たちは、どこかへ行くとき、どこを通ったかを記憶しながら歩いています。曲がり角にガソリンスタンドがあったとか、2本目の道を入るとか、意識するしないにかかわらず、位置情報を符号化しながら歩いているのです。したがって、符号化ができないと、道順が記憶できず、帰り道に迷います。

たとえば、道をよく知っている人といっしょに、自分の知らない場所へ行くとき。「この人が知っているから、ついていけばいいや」と思って漫然と歩いていたり、話に夢中になりながら行ったりすると、どこをどう通ったかまったく覚えていず、2度目に一人で行こうとしても行けない、ということがあります。これがすなわち、符号化ができていない状態です。

Dさんが旅館の中で迷ったのは、この例と同様に、いっしょに行った人たちの後をついていったり、話しながら歩いていたために、自分の部屋までの順路が符号化できなかった、というのが一つの可能性として考えられます。そしてもう一つ、自分の部屋までの順路を覚えようとしながら歩いていたにもかかわらず、記銘力が低下していたために、覚えることができなかった、ということが考えられます。

では、近所で迷う場合はどうでしょうか。よく買い物に行くスーパーなどは、繰り返し通った道ですから、そこまでの道順がすでに長期記憶として頭の中に貯蔵されています。そのためDさんは、家からスーパーまでは行くことができました。しかし、買い物を済ませたら、自分が何のためにどこにきたのかが、あやふやになってしまったのです。

場所の見当識は、それまでの自分の行動を記憶していなければ持つことができませんが、記銘力が低下している認知症の人には、それができません。どこからどうやってここにきたのか、なぜ私はここにいるのかといった、それまでの自分の行動を覚えていないために、ここがどこであるかがわからないのです。

しかし、周囲を見回せば、自分のいる場所がスーパーだとわかるのではないか、と私たちは考えます。ところが、認知症の人にとってスーパーは、さまざまなものがあり人が大勢いる、情報が多すぎる場所です。そのため、第2章で述べた「お正月の絵を見て、お正月だとわからなかった人」のように、目を引いた1つのものにとらわれてしまったり、多くの情報を関連づけることができなかったりして、自分のいる場所がスーパーだと判断できないのです。

つまり、初めて行った場所で迷うのは、符号化ができなかったか、記銘力に障害があるかのどちらかですが、よく知った場所で迷うのは、記銘力に障害があるうえに、長期記憶に対して適切な検索ができないためなのです。

なぜ、自己中心的だと思ってしまうのか

認知症の人と話していると、イライラすることがあります。同じことを何度も言ったり、突然自分の言いたいことだけを言ったり、わがままなことを言ったりするからですが、それは彼らの本意ではありません。記銘力が低下したり、分割的注意や心の理論の働きが低下しているせいなのです。

個々の言葉を見ると、認知症の人の言葉で特に多いのが、「何々してくれるよね」という言い方です。何かをするとき私たちは、何をどういう手順でするかをあらかじめ頭の中で計画し、準備をし、実行し、うまくいかなければ計画を変える、といった複雑な認知を行っています。これが、認知症の人には、非常に難しいのです。そのため、無意

識のうちに「そのようなことはできない」と感じ、依存的な物言いが増えるのです。

けれども、家族や周囲の人は多忙です。仕事をしたり、家事をしたり、子育てをしたり、自治会や町内会の仕事をしたりしながら、世話をしています。そのため、まだ認知症であることがわからない段階ではもちろん、認知症だとわかっていても、ついイライラして、話を遮ったり、怒ったり、時には無視したりしてしまうのです。

しかし、認知症の人には、自分の言動がどう見えているかがわかりませんし、もちろん悪気もありません。そのため、話を遮られたり怒られたり、無視されたりすると、「自分が否定された」という気持ちだけが残ります。そして、このようなことが繰り返されると、「学習性無力感」に陥ってしまうことがあります。

学習性無力感とは、「何をしても無駄だ」「自分の思い通りにはならないのだ」ということを学習してしまったがゆえに、無力感にとらわれることをさしますが、これに関しては以下のような実験があります。

3匹の犬をいっしょにつなぎ、電気ショックを与えます。1番目の犬は、電気ショックを感じたら、鼻でパネルを押せば電気ショックが止まるようにしてあります。2番目の犬は、1番目の犬がパネルを押せば電気ショックが止まりますが、自分では何をしても止まりません。3番目の犬は、電気ショック自体がありません。これを繰り返し行った後、犬を1匹ずつ低い仕切りの中に入れて、電気ショックを与えます。すると、1番目の犬と3番目の犬はすぐに仕切りを飛び越えて逃げ出しましたが、2番目の犬はうずくまったまま逃げようとはしませんでした。

やりきれない気持ちになる実験ですが、この2番目の犬と同じようなことが、人にも起こるのです。

認知症の人の介護の基本は「要求の受容と傾聴」と言われています。これは、介護する人にとっては、過酷なことかもしれません。介護する人にも感情がありますし、特に家族は、介護のプロのように訓練を受けているわけでもないからです。ただ、受容と傾聴が基本であることを、心に刻んでおくのとおかないのとでは、やはり違いがあるのではないでしょうか。

Dさんへの具体的な対処法としては、あまりにも何度も同じことを言う場合は、「お茶にしましょうか」などと言って、興味を別のところに向けるようにします。同じものがいくつも冷蔵庫に入っていることに対しては、ときどきチェックして賞味期限切れのものは捨てるようにすればよいでしょう。迷子はいちばんやっかいで、外出時に同行できればよいのですが、Dさんの場合は息子もその妻も働いていますから、それができません。ホームヘルプサービスやデイサービスなどを活用するとともに、近隣の人や管轄の交番によく事情を話し、地域でも見守ってもらうようにしてください。

ケース4 いつも何かを探している 「お金を盗んだ！」と妻を責める 「浮気しているんだろう」と妻を疑う

Eさん（80歳、男性）は、妻（75歳）と2人で、住宅街の一軒家に住んでいます。息子が2人いますが、2人とも遠くにいて、帰ってくるのは盆と正月、ゴールデンウィークぐらいです。

Eさんは、数年前に起こした脳梗塞の後遺症で左足に軽い麻痺がありますが、杖をつけば歩くことができ、自立した生活を営んでいます。ところが半年ほど前から、Eさんの物忘れがひどくなってきました。あれはどこだ、これはどこだと、始終探し物をしているので、妻は「また探し物？」とか、「さっきも探していたじゃないの！」などと言ってしまいますが、Eさん自身に自覚はないらしく、「何言ってるんだ」「早く探せ」などと、命令口調で言い返します。

さらに3ヵ月ほど前から、妻に向かって「俺の金を盗んだだろう」とか、「財布に入れておいた金がない、返せ」「貯金通帳をどこへやったんだ」などと言うようになりました。「そんなことするわけないじゃないの」「自分でしまい忘れたくせに、何を言ってるの」などと妻が反論すると、興奮してさらに大声で言いつのります。隣近所に恥ずかしいからと、結局いつも妻が口をつぐみますが、そのせいかどうか、Eさんの妻への疑いはますますひどくなってきました。

そしてついに、「浮気しているんだろう。正直に言え！」と、毎日のように妻を責めるようになってしまいました。どうやら、雨漏りがしたので工務店に依頼して屋根を直してもらったところ、そのときにきた40代の男性を妻の浮気相手だと思ったようです。「何を言ってるのよ、情けない」と反論すると、つかみかからんばかりの勢いで迫ってくるので妻は恐怖を感じますが、こんなことは息子たちにも相談できず、困り果てています。

もの盗られ妄想や嫉妬妄想が起こるのはなぜか

まず、数年前に脳梗塞を起こしていること、症状が急に悪化していることなどから、Eさんはアルツハイマー型ではなく、脳血管性認知症の可能性があります。専門医にかかって、詳しい検査を受けた方がよいでしょう。

「お金がない」「盗まれた」という〝もの盗られ妄想〟が出る前、Eさんは始終探し物をしているにもかかわらず、自分ではそれに気づいていませんでした。つまり、記銘力が低下しているために、自分が財布をどこにしまったか覚えていないだけでなく、自分が探し物をしていたこと自体も覚えていないのです。そのため、自分は記憶力が悪いとはまったく思っていません。ところが、財布が見つからないのです。

私たちは普通、財布が見つからなければ、自分が置きそうな場所をあちこち探したり、家に帰ってきてからの行動を反芻したりして、なんとか探し出そうとします。そして、それでも見つからなければ、家人に「僕の財布知らない？」と聞くのではないでしょうか。しかし、認知症の人は、記憶と照らし合わせて自分の行動を推理するという、複雑な情報処理をするのが難しくなっています。しかも、頻繁に「ものがない」という主観的な体験をしているため、「財布がない→誰かが盗った」と短絡的に考えるのです。

とはいえ、自分で探せないなら「いっしょに探してくれ」と言えばよいではないか、という気もします。なぜそう言わないかというと、そこには自己防衛が働いているからです。「いっしょに探してくれ」と言うのは、Eさんにとっては自分がなくしたのを認めることであり、自己否定につながるのです。

人は自己を否定しては生きていけませんから、自己否定をしないのはほとんど本能のようなものであり、自己否定しそうな場面になると自己防衛が働き、自己を肯定する方向に認知を変えます。つまり、「自分がなくした」と非を認めるのは非常に難しいのに対して、「盗まれた」と考えることは、悪いのは自分ではなく盗んだ人だという自己肯定であるために、容易なのです。

では、ありもしない浮気を疑うのは、いったいなぜなのでしょうか？　これには、Eさんの身体状況が影響していると考えられます。

Eさんは、数年前に脳梗塞を発症し、その後遺症で左足に軽い麻痺があります。杖をつけば歩けるとのことですが、おそらく妻に世話になることが多いのでしょう。「早く探せ」などと命令口調で言うことからもわかる通り、自分の方が妻より偉いと思いたいのですが、事実はそうもいかず、妻に対して負い目を感じているのです。

　そこへ、雨漏りという事態が発生しました。本来ならば男である自分が屋根に上り、その程度の修理はするべきだと、Eさんは思ったのでしょう。妻への負い目を解消するなら、そうする必要がありました。しかし、それができないことは明らかですから、工務店の男性を呼びました。そして、軽々と屋根に上って雨漏りを直す男性のたくましい姿に、Eさんは自己の存在を脅かされたと感じたのです。妻への負い目と、妻を盗られたくないという思いから、妻と工務店の男性との浮気を疑うという、嫉妬妄想が生じてしまったのです。

　言い換えれば、Eさんの嫉妬妄想も、自己の存在価値が失われそうになったために生じた、自己防衛の一種です。もの盗られ妄想も嫉妬妄想も、被害妄想の一種ですが、このような妄想の背景には、自己防衛の気持ちがあることが、往々にしてあるのです。ちなみに、嫉妬妄想は男性だけでなく、女性にもあります。

事実ではないことを事実だと思うのはなぜか

　Eさんのように、ありもしないことを事実だと信じてしまうこと、すなわち妄想には、

「リアリティ・モニタリング」という認知機能が関わっています。これをもの盗られ妄想を例に、見てみましょう。

Eさんのもの盗られ妄想は、「あったはずのものがない」と考えることから始まりました。そして、「ないのは、妻が盗ったからだ」と、短絡的に考えました。普通ならばこのとき、リアリティ・モニタリングが働き、「あったはずのものがない」のは事実だが、「妻が盗った」のは事実ではない、とわかります。

リアリティ・モニタリングとは、その情報が事実なのか単なる想像なのかを判断する認知機能で、これが働くためには「ソース・メモリ」を適切に検索できなければなりません。ソース・メモリとは、その情報をいつ、どこで、誰から、どのような状況で獲得したかという、情報源に関する記憶です。

健常な人ならば、無意識のうちにソース・メモリを記憶していますし、リアリティ・モニタリングも働きますから、「妻が盗った」という情報の情報源は、自分の想像だとわかります。ところが認知機能が低下して、ソース・メモリが記憶されていなかったり、リアリティ・モニタリングがうまく働かなくなっていたりすると、想像と事実との区別がつきません。そのため、「妻が盗った」という想像を、事実だと思ってしまうのです。

ただ、リアリティ・モニタリングがおかしくなることは、私たちにもあります。たとえば、ある人に偏見を持っているとき。その人と仲が悪く、その人が自分に悪意を持っていると思っていた場合、自分の持ち物が見つからなくなったら、あなたはその人を疑ってしまわないでしょうか？　あるいは、怒っていたり、疲れていたりするとき。周りの人に対して「いったい誰が勝手に持っていったんだよ」と、口に出しては言わないまでも、心の中で思ったりはしないでしょうか。

つい、そう思ってしまうことは、誰にでもあるのです。しかし、そんなことを言ったら相手がどう思うかという推察ができますし、抑制も働きますから、口にすることはありません。そして、ガサゴソと上着のポケットや引き出しの中を探し、「ああ、言わなくてよかった。やっぱり自分がしまい忘れていた」と、安堵のため息をつくのです。

なぜ、反論してはいけないのか

もの盗られ妄想や嫉妬妄想は、認知症の比較的早い段階から、よく見られる症状です。いわば、〝ありがちなこと〟なのですが、笑って済ませられないのは、その対象になるのがもっとも親密に関わっている人、すなわち主たる介護者であることがほとんどだからです。親身になってその人の世話をしているのに、「盗んだ」とか「浮気しているんだろう」と言われるのですから、「私のしていることは何なのだろう」「この人は何もわかっていない」と、悔しく悲しい気持ちや徒労感がこみ上げてきます。

本来ならばもっとも大切にしなければいけない人に、そのようなことを言ってしまうのは、認知症になると抑制がきかないことや、相手の心が推察できないこと、セルフ・モニタリングが働かないことなどが原因です。セルフ・モニタリングとは、日本語で言えば「内省」で、自分の姿をもう一人の自分が見ることです。

もの盗られ妄想で言えば、「なくなったものを取り戻す」という自分の欲求を満足させることだけに注意が向いてしまい、セルフ・モニタリングが働かないので、相手との関係性を考えずに「盗ったな、返せ」と言ってしまうのです。

介護する人は、そう言われれば腹が立ちますから、当然言い返します。Eさんの妻も、言い返していました。しかし、これはよくありません。無理もないことではあるのですが、妄想状態にあるときは興奮していますから、言い返すとよけい興奮させてしまい、状態が悪化するのです。

興奮を鎮めるには、妄想を否定しないことが大事です。相手の訴えに耳を傾け、共感的な態度で聞いてください。そして、「お前が盗んだ」と決めつけられても否定せず、「いっしょに探しましょう」と言って、いっしょに探します。

嫉妬妄想の場合は、スキンシップが問題を改善することが知られています。日頃から、手を握る、身体をさする、抱きしめる、Eさんのように足が悪ければ足をマッサージする、といったことを心がけて接触を増やすと、しだいに治まっていきます。

もの盗られ妄想や嫉妬妄想は、妄想の中身が現実的で生々しいために、「この人は、私をこんなふうに見ていたのか」と思ってしまいがちですが、そうではありません。認知症の人が介護する人をそういう人だと思っているのではなく、認知症の人の心の中にいつもいるのが介護する人だから、目の前の出来事と結びつけてしまうだけなのです。

ケース5

世話してくれる人につきまとう
記憶力が悪くなっていることを認めない
病院に連れて行こうとすると拒否する

Fさん（77歳、女性）は、10年前に夫を亡くし、しばらく1人で暮らしていましたが、70歳になったのを機に長男一家と同居しました。現在は長男（53歳、不動産会社経営）とその妻（53歳、専業主婦）、孫（21歳、男性、大学生）の4人暮らしで、別の町に次男がいます。

Fさんの物忘れがひどくなったのは、3年ほど前からです。眼鏡がない、財布がない、鍵がないなどと言っては、しょっちゅう家の中を探しまわっていましたが、長男の妻がいっしょに探すと、たいていは箪笥の引き出しや台所、玄関の棚の上などにあり、「おばあちゃんも年だから」で、済んでいました。

ところが1年ほど前から、かかりつけの医院に行って道に迷い、帰ってこられなくなったり、孫を長男と間違えて話しかけたり、旅行に行って着替えやお土産を鞄の中に詰めることができなくなったりと、明らかにおかしな行動が目につくようになりました。

さらに、長男の妻の姿がちょっと見えないと探しまわったり、掃除や洗濯をする間中、後ろをついてまわったりします。

そこで妻が、「認知症じゃないかと思うから、病院に連れて行きたいんだけれど」と相談すると、長男は「まさか。病院に行くほどじゃないだろう」と、一旦は否定しました。が、日中の行動を詳しく説明すると、「じゃあ、念のため」と、やっと物忘れ外来に行くことを承諾しました。

ところが、Fさん本人に「この頃ちょっと物忘れが多いから、念のため一度診てもらいましょうよ」と言うと、「私は物忘れなんかしないよ。何を言ってるんだ！」と、いつもの温厚な態度からは想像できないような激しい口調で、言い返します。日を置いてもう一度言いましたが、頑として受け付けません。しかたがないので、これまで通り長男の妻が世話をしていますが、始終つきまとわれるので自分の用事ができず、イライラが募ってきてしまいました。

始終つきまとうのはなぜか

Fさんは、よく行く医院から帰ってこられないなど見当識障害がありますし、荷造りができないなど実行機能障害もあります。実行機能障害とは、頭の中でシミュレーションをして計画を立てる、順序立てて行動する、複数の情報を同時に処理する、といったことができなくなることです。

具体的には、Ｆさんは「自分がどこにいて、何をしようとしているのかわからない」「何かをしようとしても、どうしたらよいかわからない」という状態であり、このようなとき、人は非常に不安になります。そして、誰かにしがみついて、安心しようとします。子どもならば、実際に母親にしがみつくところですが、Ｆさんは大人ですから、そうはしません。その代わり「シャドーイング」、すなわち「つきまとい」という行為によって、精神的にしがみつくのです。

不安とは、何が怖いのかわからない状態です。特定の対象がある場合、それは恐怖であり、恐怖であれば、対象から逃げたり、警戒したり、克服したりすることができます。しかし、不安の場合は対象が漠然としているために、どう対処したらよいかわからず、いつもなんとなく心配で落ち着きません。Ｆさんの心理状態はまさにこれで、いつもそばにいて自分に親切にしてくれる長男の妻にしがみつくことで、不安を解消しようとしているのです。

病院に行こうとしないのはなぜか

不安感があり、長男の妻につきまとうFさんですが、その一方で、自分の物忘れがひどくなっていることには気づいていません。これは自分が忘れたことを忘れてしまうからで、自分は記憶力が悪いとは思っていないのです。

若年性認知症の人のように、仕事ができなくなったり、日常生活に支障が出たりすれば、自分の記憶がおかしくなってきていることに気づきます。ところが、仕事をリタイアして久しい高齢者の場合は、自分の老化とともに暮らしも単純化していますから、複雑な認知はあまり必要ありません。そのため、記憶に障害があっても気づかないのです。そして、気がつかないうちに症状が進行し、今度は症状に気づけなくなってしまうのです。

普通、私たちは、自分自身を自分で評価しています。「私は明るい性格だ」とか、「野球が上手だ」とか、「音楽が得意だ」といったことで、外から自分を見ている自分によって、自分自身に評価を下すことを、心理学では「メタ認知」と呼びます。そして、外から自分を見て下す評価を、記憶について行ったのが「メタ記憶」です。

メタ認知には、2つの大きな機能があります。1つ目は、セルフ・モニタリング機能。

これはケース４でも出てきましたが、自分自身についての気づきと評価で、一言で言えば内省です。２つ目が、コントロール機能。これは、セルフ・モニタリングの結果を踏まえて、目標を修正したり、新たに設定し直したりすることです。

これをメタ記憶に当てはめると、セルフ・モニタリングによって、私たちは「私は記憶力がよい」とか、「最近記憶力が落ちてきた」などと評価を下すわけです。そして、落ちてきた記憶力を補うために、メモをしたり、脳トレをしたり、物忘れ外来を受診したりします。

ところが認知症になると、メタ認知が働かなくなります。メタ認知とは、たとえば「私は野球が上手だ」という場合、実際に野球をしてヒットを何本も打ったり、人から野球が上手だと言われたり、という事実があり、それを認識することが第1段階。その上に、「ヒットを何本も打った」「人から上手だと言われた」という認知的経験、すなわち記憶をもとに、「だから、私は野球が上手だ」という、さらなる認知をする第2段階が必要です。つまり、メタ認知は認知的に深いために、認知機能が低下するとできなくなっていくのです。

当然、そうなるとメタ記憶も働かなくなってしまいます。そのため、端《はた》から見たら物忘れがひどいのに、「自分は記憶力が低下している」という自覚がありません。自分は普通だと思っているのに、突然「病院に行くほど記憶力が悪い」と、指摘されるのです。いわば、身に覚えのないことを言われるのですから、驚き、反発するのも無理はありません。

なぜ、傷つけてしまうのか

認知症の人は病識がないために、なぜ病院に行くのか理由がわからず、病院に行くのを嫌がります。しかし、家族からすると、これは困ったことです。病院に行かないと、治療が受けられないということもありますが、医師の診断がないと要介護認定が受けられないからです。

アルツハイマー病などは、徐々に進行するために初めのうちは気づかず、家族がおかしいと思ったときには、すでにかなり症状が重くなっている場合があります。こうなると家族の負担が大きいので、少しでも早く要介護認定を受けて、介護保険サービスを利用したいところです。そのため、無理にでも病院に連れて行こうとすることがあるのです。

しかし、無理に連れて行くのは、やはりよくありません。本人の気持ちを傷つけてしまうからです。認知症の人は、病識はなくても、そこはかとない不安は感じています。そのため、無理に連れて行くと不安感が増大し、「自分はもうだめだ」という否定的な感情になり、うつ傾向になってしまうこともあります。そのため、健康診断だと言って連れて行くことがよくあります。

ただ、健康診断だと言って連れて行っても、現状では第2章で紹介したような認知機能の検査をせざるを得ません。自分の頭が試されていることが本人にもわかるため、どうしても心が傷ついてしまうのです。画像診断やバイオマーカーなどの、通常の健康診断でも行うような検査だけで認知症の診断ができるようになる日がくることを、私が切に望むのはそのためです。

Fさんのケースのように、本人が病院に行くのを拒否し、家族が悩んでいる場合は、とりあえず市区町村や保健所の窓口に行って、相談してみてください。また、かかりつけ医がいる場合は、その医師から勧めてもらうことで、本人が専門医を受診する気持ちになることもあります。家族の言うことには反発しても、医師という〝権威のある人〟の言うことにならば従うことが、往々にしてあるからです。

第4章

ケーススタディで理解する認知症②

認知症が進行するにつれて現れることが多い症状

アルツハイマー型認知症では、症状が進行すると、意欲障害と記憶障害に、精神機能障害が加わります。精神機能障害とは、言語・認知障害（失語・失行・失認）、行為障害（着脱衣、食事などの習慣的行動の障害）、鏡現象（鏡に向かって話しかけたりする）、そして情動や食行動の変化などです。

また、第3章で見てきたような、意欲障害と記憶障害も悪化していきます。たとえば意欲障害では、呆然としている、無欲になる、無表情になるといった症状が現れます。記憶障害では、場所や時間の見当識障害に加えて、人の見当識障害が現れます。さらに、記銘力はほとんど消失し、言語性記憶障害（言語化できる記憶＝顕在記憶の障害）が顕著になります。ただし、視覚性記憶（視覚情報としての記憶）は比較的保たれるので、「顔は覚えているが、誰かわからない」という状態が見られます。また、遠時記憶（昔の出来事の記憶）も比較的保たれます。

この第4章では、認知症が進行するにつれて現れることの多い症状について見ていきましょう。

ケース6　服を着替えさせたり入浴させたりしようとすると暴れる

Gさん（83歳、女性）は、夫（86歳）と2人で暮らしていましたが、5年前に心筋梗塞を起こして入院しました。その際に、一人暮らしになった父親を心配して、近くに住んでいた長女が呼び寄せて同居し、やがて退院したGさんもいっしょに暮らし始めました。現在は、長女（61歳、専業主婦）とその夫（60歳、保険代理店嘱託）とGさん夫妻の4人暮らしで、近くに住んでいる孫（30歳、女性、販売員）が時おりやってきます。

Gさんは退院後間もなく物忘れが始まり、そのうちに「財布を盗まれた」と言ったり、「ご飯に毒を入れられた」と言ったりするようになりました。さらに、病院やスーパーの中で出口がわからなくなったり、鍋を火にかけたまま忘れてしまうようになり、市立病院のメンタルヘルス科を受診したところ、アルツハイマー型認知症と診断されました。

アルツハイマー病の薬を処方され、一時は安定したかに見えましたが、最近また症状が進行してきました。特に困るのが、服を着替えさせたり入浴させたりしようとすると抵抗し、暴れることです。失禁があるのでオムツを使用していますが、交換しようとすると激しく抵抗し、長女一人では交換できないため、Gさんの夫と2人がかりでやっと交換しています。

入浴は2人がかりでも難しいので、孫が訪ねてきたときに3人がかりで入れましたが、それ以来約1ヵ月間入浴させることができずにいるため、Gさんは異臭を放つようになってきてしまいました。

着替えや入浴を拒否するのはなぜか

Gさんは、着替えやオムツの交換、入浴を拒否するために、介護する家族は困っています。介護する家族にしてみれば、不潔だし異臭もするので困るということですが、同じことをGさんの側から見れば、拒否には何らかの理由があるはずです。その理由とは、何でしょうか?

着替え・オムツ交換・入浴に共通しているのは、服を脱がされるということですが、私たちは普通、大人になってから人に服を脱がされることはありません。認知症の人の介護では、本人の意思がよくわからないために、介護する人の意思に基づいて何かをしてしまいがちです。しかし、認知症の人にも、意思はあります。そう考えれば、「人に服を脱がされるなんて、嫌だ」と思って抵抗するのも、不思議はないのではないでしょうか。裸にされるとは、まったく無防備になってしまうことですから、自己防衛が働いて抵抗するのが当然なのです。

さらに、Gさんはおそらく、人の見当識も失いかけているのでしょう。長女や夫を見てもそれが誰かわからないために、自分の服を脱がせようとするこの人たちが、自分に害を与えるのではないかと、恐怖を感じるのです。

介護する家族は、Gさんが自分たちを認識していないとは思っていないでしょうし、「オムツを替えましょうね」とか、「お風呂に入りましょうね」などと、声をかけてもいるのだと思います。そのため、Gさんにも「娘にオムツを替えてもらう」とか、「これからお風呂に入る」ということが、当然わかっていると思っています。しかし、Gさんには、わかっていないのです。記銘力がかなり低下しているために直前に言われた言葉を覚えていませんし、人が服に手をかけた時点で「嫌だ！」という気持ちが起こり、興奮してしまっているからです。

なぜ、すぐではダメなのか

Gさんは、オムツ交換や入浴の際に抵抗しますが、だからといって、その行為自体を拒否しているわけではありません。自分が何をされようとしているかが、わからないから怖いのです。

見当識障害が進んだ人は、ここがどこなのか、今がいつなのか、相手が誰なのかわからないために、慢性的に不安を抱いています。ケアがうまくいっているときは、不安は沈静化しているのですが、ひとたび何かあると、この不安が膨れ上がり、恐怖になってしまいます。そのため、抵抗したり、暴れたり、時には介護する人に暴力を振るったりするのです。

不安が膨らむのを防ぐには、Gさんを落ち着いた状態にしておくことが重要で、そのためには、時間をかけて行動する必要があります。たとえば、お風呂の前には「お風呂に入りましょうね」と声をかけるだけでなく、脱衣所に行ってから、しばらく話をします。会話をして、Gさんの気分が和《なご》んできたら、もう一度「お風呂に入りましょうか」と声をかけます。すると、「ああ、そうだね」と、自分からお風呂に入ることもあります。

一度言ったからわかっているだろうと思い、私たちのペースで行動すると、認知症の人は〝認知機能が追いつかない〟状態になって、何がなんだかわからなくなってしまいます。そのため、言ってすぐ行動するのではなく、何度も言ったり、時間をかけたりする必要があるのです。また、夜よりも昼の方が不安感が生じにくいため、入浴は夜ではなく、できるだけ昼間にした方がよいでしょう。

Gさんのような見当識障害のある人に接する際の基本は、「安心させること」であり、ポイントは以下の3点です。

①**受容**――認知症の人の頭の中にある、ひずみのある時間と空間を受け入れ、その世界に合わせる。具体的には、認知症の人の言ったことを否定しない。

②**補完**――必要な情報を適切に伝えて、時間と空間のひずみを補う。具体的には、「お昼になったから、ご飯を食べませんか」「ここは家だから、大丈夫ですよ」などと、簡潔な言葉で必要な情報を伝える。

③**明確化**――複雑な情報処理が必要でない環境を整え、時間と空間を明確化する。具体的には、朝・昼・晩がわかるような挨拶などの声かけを習慣化したり、いつも落ち着

いていられる居場所を作る。

ケース7　嘘の話をする　妄想を抱く　金銭に異常にこだわる

Hさん（85歳、女性）は、若い頃は看護師をしていましたが、長男が生まれたときに仕事を辞め、専業主婦として3人の息子を育てました。息子たちが独立してからは夫婦二人暮らしでしたが、10年前に長男夫婦とともに2世帯住宅を建てて同居。2年前に夫をがんで亡くし、現在は長男（59歳、会社員）と、その妻（57歳、専業主婦）の3人で暮らしています。

夫を亡くした直後から、Hさんは「死んでしまいたい」と言ってふさぎ込んだり、食事を拒否したりするようになりました。しばらくしてそれが治まると、今度は取り乱して意味不明なことを言ったり、世話をしている長男の妻をなじったりしだしました。しだいに物忘れもひどくなり、時間や場所の見当識障害も現れて、ついに1年ほど前からは、嘘の話をやたらにしたり、妄想が現れたり、金銭に異常にこだわったりするようになってきました。

たとえば、「おじいさんが待っているから、お金を持って駆けつけないといけない」「兄の会社が人手不足だから、手伝いに行かないといけない」「市長さんに呼ばれているから、市役所に行かないといけない」などと、嘘の話をしては家を飛び出そうとします。そのたびに、「おじいさんは亡くなったでしょ」とか、「そんなこと、あるわけないでしょ」と長男の妻が正しますが、「嘘をつくな！」「何にも知らないくせに！」と、聞く耳を持ちません。時には制止を振り切って家から飛び出し、迷子になってしまうこともあります。

また、「嫁が私の貯金通帳を持って逃げてしまった」「嫁がこっそり私の郵便保険を下ろした」などと妄想を抱いて長男に訴えたりもします。長男も「何言ってんだよ」「そんなことするわけないだろ」と否定しますが、否定されるとよけい言いつのり、意味不明の叫び声を発したりします。

さらに、「今度駅前に建つビルは私がお金を出したんだ」「市立病院を手伝ってやったら、すごく助かったと言ってお礼をたくさんくれた」「積立貯金が何本もあって、もうすぐ満期になる」などと、ありもしないお金のことを自慢したりするのです。そして、「私のお金はどこにある！」「積立貯金はどこへやった！」などと詰問口調で迫るので、長男の妻もついカッとして「何バカなこと言ってるの！」と、怒鳴ってしまうことがあります。

まことしやかに嘘を言うのはなぜか

夫が亡くなった直後から、Hさんにはさまざまな症状が現れてきました。よく、「配偶者の死や引っ越し、施設への入居など、環境が変化すると認知症になる」と言われますし、実際にそのように見えるのですが、事実はそうではありません。認知症はそれ以前からすでにあったのです。以前のままの生活が続いていれば、その生活には認知症があるなりに適応していますから、症状が表面化しません。ところが、配偶者の死や引っ越しなど、新たな事態が起こったりストレスがかかったりすると、認知症の人はそれに適応できず、症状があらわになるのです。

このような例はとても多く、特に配偶者の死の場合は、亡くなったこと自体が認識できず、「おじいさんを迎えに行かないと」とか、「ご飯だから呼んでこないと」などと言うことがよくあります。Hさんも、「おじいさんが待っているから」と言っていますから、同様の混乱があるものと思われます。さらに、長年ともに暮らしてきた配偶者がいなくなったことによる寂しさや孤立感、不安もあります。

また、若い頃看護師だったという経歴や、長男の妻に向かって「何にも知らないくせに」と言っていることなどから、Hさんはプライドが高く、長男の妻よりも自分の方が立場が上だと思っていることがうかがえます。そのため、寂しいのに、長男の妻に対して心を開くことができません。そこで、長男に「嫁が私のお金を盗った」と訴えますが、長男も取り合ってくれず、孤立感が募ってしまいます。「おじいさんが待っている〜」「兄の会社が〜」「市長さんに〜」というのは、いずれも「ここではない別の場所に行く」ということで、「ここにはいたくない」という気持ちの表れであり、自分の〝居場所〟を探していることでもあるのです。

居場所とは、単に自分がいられる場所ではありません。そこで誰かと社会的な関係を持てる場所をさすのであり、自分の部屋があるだけでは、居場所があるとは言えません。Hさんは、夫を亡くしたことで、居場所を失ってしまったのです。

「寂しい」とストレートに言えないのだとしても、ではなぜ、Hさんは事実と異なる話をするのでしょうか？　そこには、ケース4でも出てきたソース・メモリの不確かさと、リアリティ・モニタリング能力の低下が関わっています。ソース・メモリは、その情報をいつ、どこで、誰から、どのような状況で獲得したかという情報源に関する記憶であり、リアリティ・モニタリングとは、その情報が事実なのか単なる想像なのかを判断する認知機能です。Hさんはこの2つの機能が低下しているために、事実と想像の区別がつかないのです。

嘘を言う原因としてはさらに、認知機能が低下しているために雑音を拾ってしまう、ということもあります。私たちは、必要な情報に注意を向けて記憶する一方で、不要な情報は抑制して記憶しないようにしています。ところが、抑制機能が低下すると、不要な情報を拾って記憶してしまうことがあるのです。Hさんが「市長さんに呼ばれているから」と言ったのは、どこかで市長に関する情報を見るか聞くかして、それが記憶に残っていたのかもしれません。

私たちの記憶は、認知症であるとないとにかかわらず、それが事実だとは限りません。事実とは異なる記憶を「虚偽記憶（フォールス・メモリ）」と呼びますが、虚偽記憶という概念は、目撃証言の研究から出てきました。ニューヨークの下町、ブロンクスで殺人事件があり、目撃者が「犯人は黒人だった」と言ったのに、捕まえてみたら白人だったというようなことが、往々にしてあったのです。ブロンクスという町のイメージから、そこにいたのは黒人だと連想してしまい、それが自分の記憶であるかのように思ってしまったのです。

あるいは、作られたPTSD（心的外傷後ストレス障害）という問題もありました。カウンセラーに「子どものときに、こういうことがあったんじゃないの？」と言われたことで、「親に虐待された」という虚偽記憶を作り出してしまうことがある、というのです。これは、実験によって「虚偽記憶は簡単に作れる」ことを示した米国の実験心理学者と、「そんなことはない」というカウンセラーとの間で裁判が起こり、実験心理学者が勝訴しました。

虚偽記憶の実験とは、たとえば「机、椅子、黒板、先生、教科書、ノート」などの単語を言っておいて、しばらく経った後で、その中に「教室」とか「学校」という単語を混ぜて示します。そうすると、「最初に言った単語の中に、教室や学校も入っていた」と、答えてしまう人が多いのです。

なぜかというと、「机、椅子、黒板〜」と言われた時点でプライミング（関連のある情報を同時に無意識に想起すること）が働き、「教室」とか「学校」を連想してしまい、実際に言われた言葉と区別できなくなるのです。これは若い人でも起こりますが、高齢になると圧倒的にこれらの言葉が「あった」という人が多くなります。「これは事実とは違う」と言える能力は、加齢とともにかなりのスピードで低下していくのです。

「実験者は教室という言葉を言わなかった」と言うには、実験のときの状況を思い出す必要があります。実験の状況をしっかり記憶していて、それを適切に思い出すことができれば、「教室という言葉が思い浮かんだけれど、それはなかった」と、認識することができます。しかし、高齢になったり認知症になったりして、ソース・メモリが記憶できなかったり、リアリティ・モニタリングがうまく機能しなくなったりすると、事実と想像の境界線は曖昧になっていくのです。

このように、記憶とはとても間違いやすいものであり、特に認知症になるとそれが顕著です。では、間違った記憶は無意味かというと、そうではありません。間違ったことも、連想したことも含めてその人の記憶ですし、その人は世界をそう見ているのですから、そこにはやはり意味があります。「机と椅子と黒板があったら、そこは教室だ」と、

は、自分の人生で果たせなかった夢や、生涯忘れられなかったつらい思い出などが反映されている場合もあります。

たとえば、特別養護老人ホームで、入居している人や職員に向かって、裁判官のような振る舞いをする男性がいました。その人は若い頃、裁判官を目指して司法試験に何度もチャレンジしたものの、ついに受からずに会社員として生きてきた人でした。「もうすぐ赤ちゃんが生まれる」と言っては、「早くお産婆さんを呼んで！」と、職員に訴える女性もいました。その人は若い頃、姑との折り合いが悪く、妊娠したのに堕胎させられて、離縁されていました。

2人とも、その出来事があってから50年以上も別の人生を歩んできたのに、認知症になったとき、懸命に願い、しかしついに実現しなかったことが、まざまざと蘇ったのです。このような、事実と異なる思考を「反事実的思考（または反実仮想、カウンター・ファクチュアル・シンキング）」と呼びます。反事実的思考は、私たちにもあります。「あのとき、あんな失敗をしなければ、今ごろは……」などと思うことは、誰にでもあるのではないでしょうか。ただ、私たちは、それが事実とは異なることを知っていますが、認知症の人は、それが事実だと思ってしまうのです。

裁判官を目指した人は、周囲の人が彼を裁判官として扱うことで、赤ちゃんが生まれると訴える人は、彼女に赤ちゃんの姿をした人形を渡すことで、落ち着きを取り戻しました。一見簡単な対応のように思えますが、職員が家族に昔の話を聞くなどして、その人の人生をリアルに思い描いたからこそとれた対応であり、この対応によって2人は望んだ人生を生き直し、心の平安を取り戻すことができたのです。もしも、「人騒がせな入居者だ」とか、「嘘ばかり話す困った人だ」で終わっていたとしたら、2人は永遠にかなわない願いの中で、今も苦しんでいたかもしれません。

なぜ、嘘を「嘘だ」と言ってはいけないのか

Hさんの訴えを、長男と長男の妻は「嘘だ」と思い、否定します。特に、Hさんの世話をしている長男の妻は、頻繁にこのような〝嘘〟を聞かされるために、我慢しきれずに怒鳴ってしまうこともあります。客観的に見れば、Hさんの言うことは嘘なのですから、無理もありません。しかし、認知症の人の妄想や作話を否定するのは、よい対処法とは言えません。周囲の人にとっては嘘でしかなくても、本人にとって、その話は事実だからです。

自分が事実だと信じていることを否定されたり、「嘘をつくな」と怒られたりすると、ただでさえ混乱している認知症の人は、ますます混乱してしまいます。また、妄想状態にあるときは精神的に興奮していますから、興奮を助長する結果にもなります。周囲の人は、嘘の話、特に誇大妄想的な自慢話を聞くのは不快ですから、否定したり、鼻であしらったり、怒ったりしてしまいがちですが、冷静に受け止めて、話に耳を傾けてください。話の中から、その人の人生が浮かび上がってくるはずです。

また、自慢話をしているとき、人は気持ちが高揚して、よい気分になっています。認知症の人もそれは同じですから、せっかくのよい気分を壊すことはありません。認知症が進行すると、自慢話のようなポジティブな発言は減り、恐怖や不安を訴えることが多くなってしまいますから、このような話を聞けるのはよいことなのです。「まだ自慢話をするだけの力があるんだ」という思いで話を聞くことによって、認知症の人の気持ちも、よい状態に保たれます。認知症の人と家族とは、相互に作用を及ぼし合っています。認知症の人が混乱すれば家族も混乱し、家族が混乱すれば、認知症の人もさらに混乱するのです。

ケース8　周囲にいる女性の身体に触る卑猥なことを言う

Iさん（74歳、男性）は、息子と娘が独立した後は妻と2人で暮らしていましたが、3年前に妻がくも膜下出血で倒れ、一命は取り留めたものの、寝たきりになってしまいました。Iさんは家事がほとんどできないため、息子と娘で相談した結果、妻はケア付き老人ホームに預け、Iさんは息子（44歳、会社員）一家が引き取ることになりました。

引き取ってから間もなく、Iさんは物忘れが目立つようになり、1年ほど前からは「財布を盗られた」「女房に男がいる」といった妄想や、昼夜逆転、道に迷う、暴言を吐くなどの症状も出始め、失禁もひどくなりました。そのため、息子の妻（45歳）はパートを週3日に減らし、パートの日は介護保険でホームヘルパーを頼み、なんとか自宅で介護を続けています。

ところが最近、息子の妻がIさんを着替えさせようとしたり、入浴させようとしたりすると、お尻や胸を触ったり、わざと股間を押し付けてきたりすることがあるのです。

「何をするんですか！」と手を振り払ったり、身体を突き放したりすると、そのままやめるときもありますが、「いいじゃないか」と言ってさらに触ろうとするときもあります。また、オムツを交換しようとすると、性器に触れとか、触ると気持ちいいだろうなどと、卑猥なことを言っては相手の様子をうかがうのです。

腹立たしく、情けなく、屈辱的な気持ちになり、夫に言おうと思うのですが、夫の顔を見ると、なかなか切り出せません。オムツの交換や着替えをできるだけ手早く、身体に近づかずに済ませようとするのですが、うまくいきません。どうしたらよいかわからず、悶々としていたある日、ホームヘルパーが連絡ノートに「話したいことがあるので、電話をください」と記しているのを見て、電話をすると案の定、胸やお尻を触られたとのことでした。平謝りに謝って、なんとか今後もきてもらう約束をしましたが、「なんで私が謝らなければいけないの！」と、憤懣やるかたなく、意を決して夫に話すことにしました。

ところが、話を聞いた夫は顔をしかめ、「お前の勘違いじゃないのか？　そんなことするわけないだろ。仕事で疲れているのに、変なことを言うなよ」と、取り合ってくれません。

性的な逸脱行為をするのはなぜか

性的な行為とは、人が社会と相対するときに着ている鎧を脱いで、素の自分をさらすことであり、素の自分が受け入れられることに快感があります。そして、素の自分を受け入れてくれるのは、基本的には配偶者や恋人のような、親密な関係性のある相手だけです。ですから、私たちは通常、性的な存在である自分を他者に見せないようにして、社会生活を営んでいます。

しかし、認知症の人には、その関係性がわかりません。しかも、異性が自分の服を脱がせたり、風呂に入れたり、下の世話をしてくれたりするのですから、これはもう素の自分を受け入れてくれているのだと思っても、無理はないのかもしれません。また、性欲はその人にとって生きるエネルギーになっていることもありますから、高齢者だから、認知症だからといって、無理に押さえ込むのはよくありません。

とは言え、食欲と違って、性欲には対象があります。対象とされた人の権利を侵害し、気持ちを踏みにじってしまうところに、大きな問題があるのです。

身体に触ったり、自分の性器を見せびらかしたり、卑猥なことを言ったりするような性的逸脱行為は、性欲の亢進《こうしん》が原因の場合と、別の欲求不満が原因で、それが性的な行為として現れる場合とがあります。どちらであるかを見極めるには、どんな場合に性的逸脱行為をするか、ほかにどのような症状があるかなどをじっくり観察する必要がありますが、専門的な訓練を受けていない家族がそれをするのは難しいと思います。したがって、まずは、これ以上逸脱行為がひどくならないようにするには、どうすればよいかを考えてみましょう。

認知症の人は、脳の前頭葉が障害されることで、抑制がきかなくなっています。そのため、「だめだ」と言っても、行為をやめさせることはできません。また、介護する人が慌てたり騒いだりすると、よけい行為がエスカレートすることがあります。なぜかというと、その反応が〝報酬〟になるからです。

これは、子どもがわざと汚いことや卑猥なことを言って、周囲の人が騒ぐと喜ぶのとは、少し違います。子どもは、自分の行為が周囲に引き起こす反応を見て喜んでいるのですが、認知症の人はそのような複雑な認知を楽しむことができません。周囲の反応を見るのではなく、周囲が自分に注目することが、嬉しいのです。たとえネガティブな反応であっても、注目されることは報酬になります。

たとえば、施設で利用者が騒いだり暴力行為をするなど、何らかの問題を起こすと、職員が関わってきます。ところが、何もしないでおとなしくしていると、職員の関わる回数がどうしても減ってしまいます。職員が関わってくるのは、それがネガティブな理由であっても、その人にとっては「注目された」とか、「接触回数が増えた」ということであり、報酬になります。そのため、その行為をやめさせようとして関わると、行為がエスカレートするというパラドックスが生じるのです。これは施設ではよくあることです。

このようなときは、騒いだりしてもすぐには関わらずに放っておいて、静かにしているときに関わるようにすると、しだいに行為が治まっていきます。したがって、Ｉさんが性的逸脱行為をした場合も、騒いだり恥ずかしがったりせず、落ち着いてさりげなく対応することが重要です。しつこい場合は、無視してもよいでしょう。

そのうえで、普通にしているときに、肩をもんであげたり、手や背中をさすってあげるなど、スキンシップを図るようにします。息子の妻としては、心中複雑な思いを抱きながらスキンシップを図るのは苦痛かもしれませんが、そのことが自分を救うのだと思ってやってみてください。

また、Iさんの行為が性欲の亢進によるものか、別の欲求不満によるものかはわかりませんが、いずれにせよ、興味を性から別のことに向ける工夫も必要です。ホームヘルプだけでなく、デイサービスも介護計画に取り入れて、週に1回でも外に行くようにするとよいのではないでしょうか。性の欲求は生きる意欲のもとになっていることも多いので、その行為を「迷惑だ」と切り捨ててしまうのではなく、別のことで意欲を保てるようにすることも大切です。

なぜ、病気への理解が重要なのか

このケースで問題なのは、Iさんの性的逸脱行為そのものもさることながら、むしろ夫の反応です。一般的に、息子は自分の親が認知症になったことを認められない傾向がありますし、まして妻に性的逸脱行為をするなどとは、認めたくないのはよくわかります。しかし、それでは妻の精神のバランスが崩れてしまいます。

介護とは本来、相手に思いやりをもってすることです。しかし、そこに性的な問題が生じると、介護の根源が崩壊してしまいます。単純に身体を触った触らないという問題ではなく、介護する人が、人間としての尊厳を踏みにじられたような気持ちになってしまうのです。そのような気持ちで、相手を思いやることはできません。しかし、介護は続きます。とすれば、その先にあるのは介護する人のうつや、ネグレクト（無視、介護放棄）、暴力などの虐待です。

配偶者の支えが必要なのは、言うまでもありません。しかし、Iさんの問題に対して、夫は耳を貸そうとしません。では、どうするか？　夫婦2人だとどうしても冷静になれませんから、ケアマネージャーなど第三者を間に入れて、きちんとアドバイスを受けることがポイントです。問題を解決するには、認知症とは何かをきちんと理解すること、その行為の背景にある認知症を知ることが、最も重要です。

認知症を理解し、Iさんの行為を理解すれば、介護する人は自分の尊厳を踏みにじられたような気持ちにならずに済みます。息子も、Iさんの今の状態を受け入れ、妻の言葉に耳を傾けることができるようになるはずです。

ケース9

夕方になると「家に帰る」と言って家を出て行く
昼夜逆転
不眠
夜間にせん妄状態になる
何か作業のようなことをする
収集癖がある

Jさん（85歳、女性）は、町工場に勤務する夫と結婚し、パートで働きながら1男2女を育て、その後は夫婦2人で暮らしていました。8年前に夫を亡くし、しばらく一人暮らしをしていましたが、7年前に火の消し忘れからボヤを出し、火傷《やけど》の治療に行った病院でアルツハイマー型認知症と診断され、以来、長女一家と同居しています。

長女（60歳、専業主婦）の一家と同居した当初は、物忘れが目立つ程度でしたが、しだいに症状が顕著になってきました。夕方になるとそわそわしだし、「お世話になりました。家に帰ります」と言っては、枕や菓子皿、ティッシュペーパーの箱などを風呂敷に包み、家を出て行こうとします。「家って、今はここが家でしょ！」と止めても、振り切って出て行ってしまいます。仕方がないので長女が後を追いかけて行くと、いつもだいたい1時間ほど歩き回ったところでしゃがみ込むので、そこからタクシーに乗ったり、家に電話をして車で迎えにきてもらったりしていました。

今は徘徊が頻繁になったため、Jさんが出て行こうとすると、「送っていきます」と言って長女が車に乗せ、1時間ほどドライブしてから家に戻るようにしています。さらに、昼間はぼんやりしているのに、夜中になると起き出して、服を着替えてキッチンに立っていたり、わけのわからないことを言ったりするようにもなりました。

あるとき、夜中に長女が気づいて起きて行くと、「部屋がわからないんですけど」と言うので、「お母さんの部屋はこっちでしょ」と言って連れて行くと、「ありがとうございます。でも、泊まるお金がないんです」と、言います。ぎょっとして、「お金なんかいらないわよ。どこにいるつもりなの？」と聞くと、「何言ってんだよ！」と急に興奮して声を荒げ、家の中を歩き回って、とうとう朝まで眠りませんでした。

またあるときは、「5階へ行くには、どうしたらいいですか？」と聞くので、「うちは2階建てよ。2階のこと？」と聞き返すと、「5階へ行きたいんだよ！」と、声を荒らげます。「どこの5階？」と聞き直すと、「何言ってんだよ！」と激高し、やはり朝まで眠りませんでした。

さらに、Jさんは失禁があるのでオムツを使用していますが、トイレに行って何かやっているので長女が見に行くと、トイレットペーパーをぐるぐると巻き取ってはちぎってポケットに入れ、また巻き取ってはポケットに入れ、とうとうひと巻き全部巻き取ってしまいました。あっけにとられて見ていると、Jさんは長女の姿が目に入らないのか、そのまま部屋に戻って行きます。

長女がついていくと、Jさんのベッドのそばに歯ブラシが落ちています。拾おうとして何気なく見ると、ベッドの下にスーパーの袋やお菓子の箱、スプーン、タオル、ペットボトルなど、さまざまなものが散乱しています。「何やってるの!」と怒ると、Jさんは叫び声をあげ、長女の手から歯ブラシを奪い返しました。

家にいるのに「家に帰る」と言うのはなぜか

認知症の人の徘徊には、神経の障害によってじっとしていることができずに、本人の意思とは関係なく起こる徘徊と、何か目的があってする徘徊とがあります。Jさんは、「帰ります」と言って出て行くわけですから、目的があってする徘徊です。自分の家にいるのに「家に帰る」と言って出て行かれると、家族は驚きますが、これは珍しいことではありません。

認知症の人は、短期記憶は急速に低下するが長期記憶は比較的良好に保たれる、と先に述べました。しかし、症状が進行すれば、長期記憶もやはり失われていきます。その際には、新しい記憶から古い記憶へと遡って失われていくと言われていて、これを「記憶の逆進性」と呼びます。

したがって、Jさんの頭の中にある家とは、今住んでいる長女一家の家ではなく、引っ越す前に夫と住んでいた家かもしれませんし、もっと若い頃に住んでいた家かもしれませんし、結婚する前に住んでいた故郷の家かもしれません。今いる場所が、その家ではないために、Jさんは夕方になると家に帰ろうとするのです。これは、場所の見当識障害と時間の見当識障害が、同時に起こった状態です。

ただ、記憶の逆進性といっても、80歳の人が70歳の自分になり、60歳の自分になりというように、順を追って若返っていくわけではありません。おそらく、その人の今いる環境の中にある何かが、その人にとって重要なものと結びついたとき、その時点に戻るのだと思われます。

たとえば、中学校の先生をしていたある男性は、特別養護老人ホームで暮らしていますが、事務室に行くと授業を始めます。前方にシフトを書いた黒板があって、机が並んでいるその場の雰囲気が、教室に見えるらしいのです。60歳を過ぎた息子が目の前にいるのに、「僕ちゃんがどこへ行ったか知りませんか？」と、聞く女性もいます。息子がまだ幼く、一生懸命子育てしていた頃に、戻っているのです。

どこへ戻っていくかは、おそらく、自分自身が何者かということと、密接に関係していると思われます。自分とは何者かという、アイデンティティの根幹を形成した頃に、戻るのです。そのこと自体は、悪いことではありません。しかしそうなると、自分自身の思っている自分と、周囲が思っている自分とにずれが生じてしまいます。そのために、周囲が自分を認めてくれない、自己証明ができない状態になり、混乱してしまうのです。

トイレットペーパーを巻き取るのはなぜか

Jさんはまた、昼夜が逆転していて、夜中に起き出しては意味不明なことを言います。このような状態は「夜間せん妄」と呼ばれていて、夜間に気分が不安定になり、落ち着きがなくなって多動になったり、興奮状態になったり、幻覚が生じてあるはずのないものが見えたりします。

せん妄は昼間起こることもありますが、夜間に出やすいのは、一つには暗さと関係があると考えられます。人は、外界からの情報の大部分を視覚から得ている「視覚優位」の動物であるため、暗くなってものが見えづらくなると、意識レベルが低下します。すると、頭の中にある考えを、現実のことのように思ってしまったりするのです。また、夜一人になって眠れずにいると、頭の中にさまざまなことが浮かび、不安がかき立てられてしまう、ということもあります。

Jさんはさらに、トイレットペーパーを巻き取る「仮性作業」と、さまざまなものを集めてくる「収集癖」もあります。仮性作業は、文字通り何か作業をしているように見える動作をすることで、中には紳士服の仕立て職人だった男性が、身体の寸法を測る仕草をするといった、意味のわかるものもありますが、多くの仮性作業はその意味が周囲の人にはわかりません。

よく知られている仮性作業には、トイレットペーパーを巻き取る、ティッシュペーパーを次々に取り出す、コップで水をすくってはあけるなどがあります。真意はわかりませんが、おそらく同じ動作を反復することが、快感になっているのではないでしょうか。

私たちは、単純なリズムで太鼓を叩き続けたり、踊り続けたりしていると、ある瞬間に〝動作がツボにはまる〟というような感覚があり、気分が高揚します。さらに続けているとトランス状態になることがありますが、このツボにはまる感覚が快感であることが、単純な反復作業を続ける動機になっていると考えられるのです。

収集癖は、ケース2で出てきた「ゴミかどうか判別できない」状態に似ていますが、少し違います。それもあるのですが、判別できないから置いておくのではなく、積極的に集めてくるのです。何を基準に集めるものを選んでいるのか、周囲の人にはわかりませんが、Jさんにとっては何か意味があるのです。ただ、持ってくる瞬間には頭にあったはずの意味が、持ってきた後ではわからなくなってしまうために、「なんでこんなものを？」と問われても、Jさん自身にもわからないのです。

私たちは、身の回りに自分の持ち物があると安心します。また、何かを自分のものにすると、嬉しい気持ちになります。収集癖は、所有したいという欲求や、所有したことによる喜び、安心感などが動機になっていると考えられますが、Jさんがなぜ、歯ブラシやスーパーの袋やスプーンを集めてくるのかは、わかりません。

なぜ、問いかけに答えてはいけないのか

家の外に出て行ってしまう徘徊は、認知症の症状の中でも家族の負担の大きいことの一つです。1人で外に出て行けば、迷子になるだけでなく、車にひかれたり側溝に落ちたりして、生命の危険にさらされることさえあります。そのため、認知症の人には開けられない鍵を取り付けて家から出られないようにしているケースもありますが、それでは本人が欲求を解消できず、ストレスが溜まって別の症状を招いてしまう可能性があります。

では、どうすればよいのでしょうか?

徘徊に対して家族がとる対策は、多くの場合、家から出られないようにすることと、後をついていくことです。Jさんの長女がとった「ついていく」「送ると言って車に乗せる」は、本人の欲求が解消できるという意味で、家に閉じ込めるよりはよい対処法です。ただ、根本的な解決法ではありませんし、家族の負担が大きいのも問題です。

対症療法としては、徘徊を始めてしまった際にはいっしょについていって、機会を見て本人の注意を別のものに向ける、という方法があります。たとえば、植え込みに花が咲いていたら「きれいなお花ですね」と、言ってみてください。Jさんが花に興味を示

せば、「家に帰る」という思いから注意を逸らすことができます。Jさんがチョコレートが好きなら、チョコレートを持って行って「一休みして、チョコレートを食べませんか？」と言うのもよいでしょう。いつもうまくいくとは限りませんが、日ごろJさんが何に興味を示すかを観察しておけば、成功する確率は高くなります。また、万が一、目を離した隙に外に出てしまったときのために、近所の人に事情を話しておくことも大事です。

根本的な解決法は、Jさんが徘徊しないようになることです。難しいことですし、時間もかかりますが、できないわけではありません。考え方としては、徘徊とは「ここにいたくない」というサインですから、なぜいたくないのか理由を探り、Jさんが「ここにいてもよい」と思う環境を整える、ということです。Jさんの行動を観察して、どのようなときに不安になるか、どのようなときに落ち着いているかを把握し、何が違うかを考えるのです。たとえば、夕方になって暗くなり始めたとき、そばに人がいないとそわそわして出て行こうとするのであれば、夕方はいっしょにいて話をしたりスキンシップをしたりして、本人が落ち着けるようにします。

また、本人の不安を減らし、気持ちを落ち着かせる方法としては、会話に「繰り返し技法」を用いることも有効です。Jさんの行動をもとに、考えてみましょう。

Jさんは、夜中に起き出して「部屋がわからないんですけど」と、言いました。そのとき長女は、Jさんの言葉の意味内容を捉えて、「お母さんの部屋はこっちでしょ」と答えています。さらに、「泊まるお金がないんです」と言われると、驚いて「お金なんかいらないわよ。どこにいるつもりなの？」と聞き返しました。すると、Jさんは興奮して叫びだしてしまいました。別の日には、「5階へ行くにはどうしたらいいか」と聞かれて、やはり「2階のこと？」「どこの5階？」と、Jさんの言葉の意味を捉えて、問い返しています。

このように、認知症の人の言葉の内容に反応し、それに答えてしまうと、たいていの場合うまくいきません。認知症の人が徘徊しようとしたり、夜間せん妄に陥っていたりする場合には、言葉の内容に反応せずに、本人の言葉を反復して、共感だけを示します。「部屋がわからないんですけど」と言われたら「部屋がわからないんですね」と、「泊まるお金がないんです」と言われたら「泊まるお金がないんですね」と、「5階へ行くにはどうしたらいいですか」と言われたら「5階へ行くんですね」と、自分の判断をはさまずに、相手の言葉をそのまま反復するのが「繰り返し技法」です。

自分の言ったことをそのまま返されることで、Ｊさんは自分が肯定された、共感してもらえたと思い、気分が落ち着いて安心するのです。これを繰り返すことで、徐々に徘徊や夜間せん妄が治まっていくことがあります。

夜間せん妄に関しては、昼間の運動量を増やして、よく眠れるようにするのも有効です。また、就寝前にタオルを畳むなどの軽い作業をしてもらったり、静かに話す時間を持ったりするのも、気持ちを落ち着ける効果があります。

仮性作業と収集癖に関しては、それが危険なことや不潔なことでなければ、とがめ立てせずに見守るのがよいでしょう。途中で止めると欲求不満になってしまい、症状が悪化したり、別の症状が現れることもありますから、Ｊさんの目に触れるところには危ないものを置かないようにし、部屋やベッドはこまめに点検するようにします。

やめさせるときは、無理に阻止するのではなく、別のものに興味が向くように誘導してください。収集したものを片付けるときも、無理に片付けようとせず、「大事なものだから預かっておきます」などと言って、持ち出すとよいでしょう。

ケース10 家の中を徘徊するオムツを外して廊下で放尿する紙などを食べる

Kさん（78歳、男性）は、60歳で鉄道会社を定年退職し、65歳まで契約社員として駅売店で働いた後、趣味の盆栽を楽しみながら妻（73歳）と2人で暮らしていました。しかし、5年ほど前から認知症の症状が出始め、しだいに妄想、徘徊、不眠、失禁などが激しくなり、妻1人では世話をしきれなくなってきました。そこで、特別養護老人ホームに入所を申し込みましたが、入所待ちの人が多く、いつ入れるかわかりません。グループホームにも空きがなかったため、とりあえず長男（50歳、会社員）の家に同居することになり、自宅から引っ越しました。

引っ越した当初、Kさんは毎朝起きると家の中を歩き回り、片っ端からドアを開けては、長男夫婦や孫の部屋にまで入っていきました。そのため、長男夫婦の部屋と孫の部屋は鍵をかけて開かないようにしましたが、それでも居室からリビングへ、リビングから風呂場へ、風呂場からリビングへと歩き回ります。

2ヵ月ほど経つと徘徊は減ってきましたが、今度はオムツを自分で脱ぎ、服を濡らしてしまうようになりました。妻は、濡れて気持ちが悪いのだろうと思い、早めにオムツ交換をしようとしましたが、Kさんは濡れていなくてもオムツを脱いでしまいます。困った妻は、自分で脱げないように上下つなぎの服を着せましたが、Kさんは服をひきちぎってオムツを脱ぎ、今度は廊下やリビングで放尿するようになってしまいました。息子の家を汚してはいけないと、「何やってるの！」「オムツをしてちょうだい！」と、妻はそのたびに怒ってオムツを着せようとしますが、Kさんは激しく抵抗し、うまくいきません。

さらにKさんは、ティッシュペーパーや花、歯磨き、輪ゴムなど、何でも口に入れてしまい、ちょっと目を離した隙に、石けんを食べようとしていたこともありました。長男の妻はフルタイムで働いているため、同居したとはいえ、昼間は1人で夫のKさんの世話をしなければならない妻は、後始末に追われて精神的にも肉体的にも余裕がなく、ちょっとしたことで泣くなど、精神状態が不安定になってきました。

オムツを脱いでしまうのはなぜか

Kさんは、長男の家に引っ越したとたん、家の中を徘徊するようになりました。これは、自宅とは異なる場所にきたために、自分がどこにいるのかわからなくなってしまったことによると考えられます。家の中の地図が、まだ頭の中にできていないために、歩き回るのです。

問題は、Kさんがオムツを脱いでしまうようになったことです。Kさんは自宅にいた頃から失禁があり、オムツをしていたと思われます。それがなぜ、急にオムツを脱ぐようになったのでしょうか？　これは、引っ越して2ヵ月ほど経った頃から徘徊が減り、その代わりオムツを脱ぐようになった、というところにヒントがあります。

Kさんは、息子の家に慣れ、引っ越した直後の不安が解消されるにつれて、外界に向いていた関心が、自分自身に向くようになったのです。そして、オムツに注意が向き、不快感を感じたのでしょう。その不快感は、濡れていなくても脱いでしまうことから、排尿や排便によるものではなく、オムツをすることそのものによる不快感だと考えられます。その不快感は、つなぎの服を破ってまで脱ぐほど強いものだったわけですが、では、なぜオムツを脱ぐだけでなく、廊下やリビングで放尿までするようになってしまったのでしょうか？

放尿とは、失禁とは違って、わざとする行為であり、攻撃性の現れだと考えられます。そして、攻撃とは、自分を守るため、自己防衛の手段なのです。オムツを着けるのが嫌なのに、無理矢理着けさせられてしまうという、他者の〝攻撃〟から自分を守るための行為なのです。おそらくKさんには、オムツ以外にも問題がいろいろあったのではないでしょうか。Kさんと妻、あるいは息子たちとの間ですれ違いがいくつもあり、Kさんは小さな拒否を重ねていたのだと思います。蓄積された怒りが、つなぎを着せられたことで爆発し、いわば〝窮鼠《きゅうそ》猫を噛む〟状態になってしまったのです。

食べ物でないものを食べるのはなぜか

Kさんのもう一つの大きな問題は、食べ物でないものを食べてしまう「異食」です。なぜ異食をするのか、本当のところはわかりませんが、考えられることは2つあります。

1つ目は、においや味がわからないこと。高齢になると誰でもそうですが、認知症の人は特に、感覚器官の能力が低下します。それに加えて、認知症の人には脳機能そのものの障害もあるため、そのにおいや味が何を意味するのかを理解し、それに対処する能力も低下してしまうのです。

2つ目は、快感によるストレスの解消です。人は、何もしないでいることが、ストレスになります。たとえば、何もすることがない日曜日の夕方、あなたがボーっとテレビを見ていたとします。そのとき、あなたは、頭の中で何かを考えていないでしょうか? 考えるというよりは、断片的な思考が浮かんでは消える状態と言った方がよいかもしれませんが、時おりテレビに注意を向けて「あ、話題の人が出ている」などと思うとき以外は、何かを考えているはずです。

人は、何もしないでいることがストレスであり、基本的には何もしないではいられないので、何もすることがないときは、何かを考えてしまうのです。同様に、人によっては、何もすることがないときに、何かを食べてしまうこともあります。

ものを食べることは、皆さんもご存じの通り、人間にとって大きな快感です。また、唇や口の中は、野菜の繊維が1本歯にはさまっただけでも気になるほど、非常に敏感にできています。つまり、食べるのはもちろんですが、飲み込まなくてものを口に入れただけで、私たちは快感を感じるのです。そのため、何もすることがなくストレスがかかった状態のときに、何かを口に入れることで快感を感じると、ストレスを解消できます。さらには、その快感がクセになり、依存してしまうことがあります。

ここまでは、認知症の人も健常者も同じです。ただ、私たちは、何もすることがなく手持ち無沙汰な感じを解消するために何かを食べても、普通は行為として逸脱することはありません。食べ物でないものを食べることはありませんし、お腹がいっぱいになれば、食べるのをやめます。ところが認知症の人は、脳の障害によって食行動が逸脱してしまい、食べ物でないものを食べてしまったりするのです。

なぜ、オムツを強制してはいけないのか

Kさんは、オムツが嫌なのに無理矢理着けさせられたことで、怒りが敵意に変わって放尿を始めたわけですが、こうなると介護する人も冷静ではいられません。相手は認知症だとわかっていても、感情をむき出しにされると、対応する側も感情的になってしまい、冷静に受け止めるのは難しいのです。そのため、妻はKさんを怒り、Kさんはますます敵意を募らせるという、悪循環に陥ってしまいました。

このような状態に陥らないためには、発想の転換が必要です。「Kさんの放尿によって、介護する側が困っている」と考えるのではなく、「Kさんは困っているから、放尿する」

と、考えるのです。つまり、介護する側が困っているのではなく、本人が困っていると考えるのです。なぜ、そう考える必要があるかといえば、そう考えて本人の困っていることを解消しない限り、介護の苦しみはなくならないからです。

私たちがこのような事例にどう対処するべきかを検討する際には、以下のような項目に沿って考えます。

①　何が問題か
②　誰が困っているのか
③　なぜ問題が起こったのか
④　どこで問題が起こったのか
⑤　どうしたいのか
⑥　本人はどんな人か
⑦　本人は何ができる人か
⑧　本人はどうなりたいか

これに沿って、妻とKさんそれぞれの立場から考えてみましょう。
①の「何が問題か」は、「Kさんの放尿」であり、これは両者とも同じです。
②の「誰が困っているのか」は、妻は「妻が」、Kさんは「Kさんが」であり、正反対です。
③の「なぜ問題が起こったのか」は、妻は「わからない」であり、Kさんは「オムツが不快だから」です。
④の「どこで問題が起こったのか」は、「長男の家」で、両者とも同じです。
⑤の「どうしたいのか」は、妻は「オムツをしてほしい」であり、Kさんは「オムツをされたくない」で、正反対。
⑥の「本人はどんな人か」は、「鉄道会社で定年まで働いた几帳面な人」で、両者とも同じ。
⑦の「本人は何ができる人か」は、妻は「わからない」であり、Kさんの立場に立てば「オムツを脱いで放尿ができる人」です。
⑧の「本人はどうなりたいか」は、妻は「わからない」、Kさんは「オムツを外したい」です。

こう考えてきてから、もう一度①の「何が問題か」に戻ると、実はKさんにとっての問題とは、自分の放尿ではなく、オムツを強制されることであるとわかります。するべきことは、「Kさんのオムツ外し」であることが、見えてきます。認知症の人の場合、一般的に、一旦オムツを使い始めたらやめることはありません。なぜならば、たとえオムツ外しをしても、症状が進行するにつれて再度オムツ着用になることがわかっているからです。しかし、Kさんの場合は本人が嫌がっているのですし、放尿という問題もありますから、オムツ外しが最善の方法のように思えます。

オムツ外しを家庭でするのは、簡単なことではありません。規則正しい生活をするように心がけ、排尿や排便のパターンをつかみ、タイミングを見てトイレに誘導することを何度も繰り返して、ようやくできることだからです。ただ、絶対に不可能というわけではありませんから、ケアマネージャーやホームヘルパー、施設の介護士などに相談し、アドバイスを受けながら取り組むとよいでしょう。その際には、トイレまで行くのが難しいようであれば、ベッドサイドにポータブルトイレを置くなどの工夫も必要です。

異食に関しては、食べると危ないものや毒になるものは、目につかないところにしまうようにします。それ以外はあまり神経質にならず、食べているのを見たら、「こっちの方がおいしいですよ」などと言って、取り替えてもらうようにします。いきなり取り上げたり、強制的にやめさせたりするのは、欲求不満を募らせるだけであり、別の症状につながってしまう可能性があります。どんなにおかしなことでも、本人にとっては何か意味があるのですから、その意味を考えることが重要です。

第5章

ケーススタディで理解する認知症③

認知症が重くなると目立ってくることが多い症状

アルツハイマー型認知症では、病気が重くなるに従って、第4章で述べたような症状がいっそう顕著になってきます。そして、最終的には傾眠《けいみん》状態（まどろみ）、寝たきり、植物状態、失外套《しつがいとう》症状などになっていきます。

失外套症状とは、あたかも外套を脱ぐように、脳の外側にある大脳新皮質の機能が失われることをさします。眠ったままではなく、眠っているときと目覚めているときがあり、目は動かしますが、無言・無動の状態です。

この第5章では、認知症が重くなると目立ってくることが多い症状について見ていきます。

ケース11　驚くほど大量に食べる　食べたばかりなのに「ご飯を食べさせてもらえない」と訴える

Lさん（84歳、男性）は、子どもの頃から几帳面でまじめ、対人関係が苦手でしたが、経理事務という仕事が性に合って、メーカーの経理部で定年までコツコツと勤め上げました。妻（80歳）とは30歳のときに見合い結婚をし、2人の息子を授かりました。現在は、妻と長男（52歳、会社員）、長男の妻（50歳、パート）、孫2人と同居しています。

悠々自適の毎日を送っていたLさんですが、3年前に心筋梗塞を発症して入院し、退院してから、認知症の症状が出始めました。初めのうちは、出先で道に迷ったり、孫の名前を間違えたりする程度でしたが、しだいにお金の計算ができなくなり、ものの名前がわからなくなりと、症状が進行してきました。また、どんぶり鉢一杯の煮物を平らげてしまったり、ご飯を4杯も食べてまだおかわりと言ったり、食欲が異常に亢進しています。さらに、長男の妻に向かって、食事をしたばかりなのに「ご飯はまだか」「俺にご飯を食べさせないつもりか」と言ったり、「どこに俺の財布を隠した」と言ったりと、近頃は被害妄想も激しくなってきました。

長男の妻は、姑も高齢でLさんの世話をするのは大変だからと、パートを週5日から3日に減らして介護をしているのに、Lさんからはあらぬ疑いをかけられ、姑からも「ご飯をあげてくれたの？」とか、「本当に財布、知らないの？」などと言われるため、そのたびに腹が立ち、いっそ介護を投げ出してしまおうかと思うこともあります。

「ご飯を食べていない」と言うのはなぜか

「まだご飯を食べていない」と言うのは、被害妄想の一種です。Lさんはもの盗られ妄想も同時に起こっていますが、一般的には、同じ妄想でも「ご飯を食べていない」の方が、「盗られた」よりも重くなってから出る症状です。

食事は、人間の生活の中で、大きな意味を持つ行為です。生命を維持するうえで不可欠であるとともに、日々の楽しみでもあり、リラックスしたり、コミュニケーションをとったりする場でもあります。その記憶がないというのは、記憶障害がかなり進み、短期記憶が相当低下した状態である証拠なのです。

この段階になると、少し前にしたことも忘れてしまうため、Lさんはその瞬間瞬間に生きていると言っても過言ではありません。

また、Lさんは子どもの頃から几帳面な性格で、経理事務一筋に勤め上げた人です。このような人は、たとえばお昼ご飯は毎日必ず正午に食べる、というように生活のリズムがカチッとしていて、なおかつそれを大事にしていることがよくあります。何かの拍子に「正午になったらお昼を食べないといけない」という考えが浮かび、「今日はまだ食事をしていない」と思い始めると、そこから離れられなくなってしまうのです。

そして、「食事はまだか」「なぜ食べさせないんだ」「嫁が自分の都合で、勝手に食事の支度をしないんだ」というように、妄想がエスカレートしてしまいます。「妄想建築」という言葉があるのですが、妄想には、妄想が妄想を生んでしまうという特徴があります。不適切な思考にとらわれると、その不適切な思考がさらに不適切な思考を呼び、どんどんひどくなっていってしまうのです。

また、自分が被害者であるという立場は、「自分は正しくて、相手が悪い」ということですから、自己肯定であり、実は気分のよい状態です。いわば悲劇のヒロインになったようなもので、陶酔に近い快感があるために、何度も同じようなことを繰り返すのです。とはいえ、普通ならば世話をしてくれる人に対して、「飯を食べさせないつもりか」と、なじることなど考えられません。しかし、認知症の人は周囲の人と自分の関係がわからないために、「食事をしたい」という自分の欲求だけを、ストレートに追求してしまうのです。

Lさんにはさらに、普通では考えられないほど大量に食べるという、過食の症状もあります。これは、脳の食欲中枢に障害が及んでいるため、いくら食べても満腹感がないためだと考えられます。認知症では、過食よりも拒食の方が多いのですが、これもやはり食欲中枢に障害が及び、空腹だという感覚がないためです。ただし拒食は、胃腸の不調をはじめ、身体的な不調が食欲を減退させている場合も多々あるため、単純に認知症のせいだと考えず、原因をきちんと探ることが重要です。

なぜ、嫁の味方をしなければいけないのか

このケースでいちばん深刻なのは、実はLさんの症状自体ではなく、Lさんの妻がLさんの味方をして、介護の主な担い手である嫁を孤立させてしまっていることです。心理学には、人と人との関係をプラスとマイナスで表す「バランス理論」という考え方がありますが、それでこのケースを見ると、3人の関係性がはっきりします。バランス理論では、よくない関係をマイナス、よい関係をプラスで表し、構成員同士のすべてのプ

３人の関係（バランス理論）

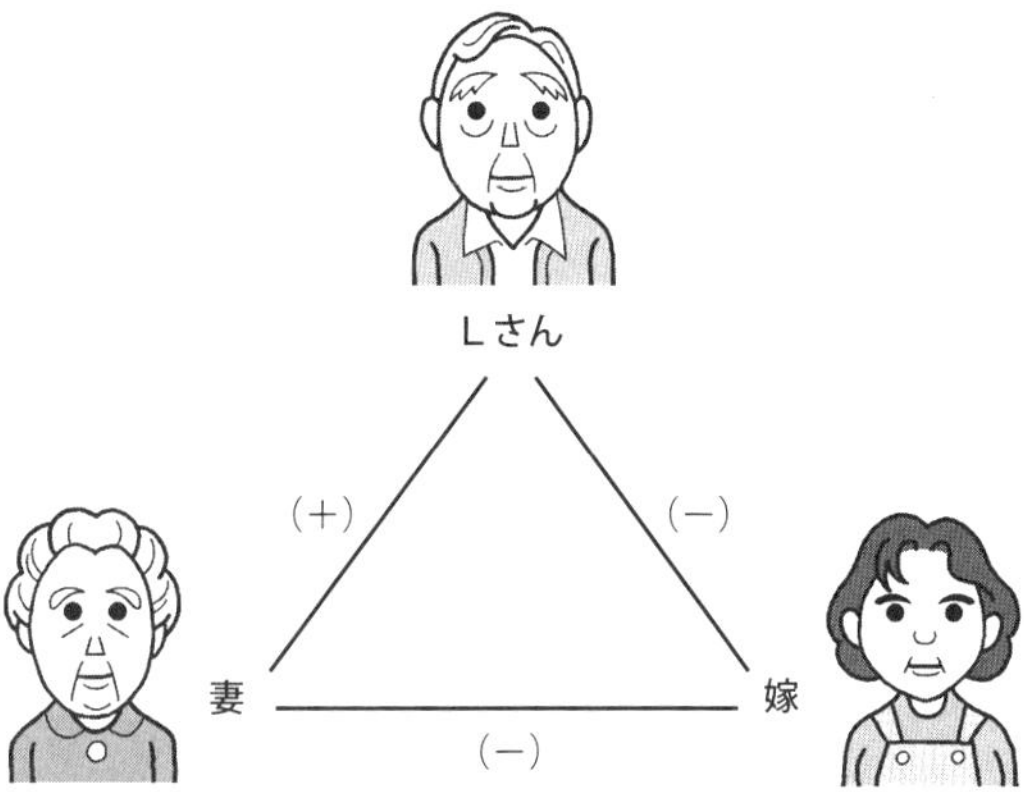

ラスとマイナスを掛け合わせ、その結果がプラスの場合、関係は安定していると考えます。結果がマイナスの場合は、安定していないので、その関係は崩れて別の関係が生じます。

現在、Ｌさんと嫁（長男の妻）はうまくいっていませんから、その関係は「－（マイナス）」です。妻（Ｌさんの妻）はＬさんの味方をしていますから、その関係は「＋（プラス）」です。妻と嫁は、うまくいっていないので「－」です。したがって、この３人の関係は「－」×「＋」×「－」＝「＋」で、安定した関係です（上図参照）。

つまりこの関係は、Ｌさん夫妻が仲良くし、２人で嫁を仲間はずれにすることで安定しているため、何か手を打たなければこのままでずっといってしまう、ということです。そうなれば、すでに精神的にぎりぎりの状態である嫁が、早晩潰れるのは目に見えています。

では、どうすればよいのでしょうか？　3人の関係では、全体がプラスになるのは、2つの関係がマイナスで1つがプラスの場合か、3つともプラスの場合かのいずれかです。2つの関係がマイナスの場合は、誰か1人が仲間はずれになるわけですから、これを採用することはできません。つまり、3つの関係がすべてプラスになるようにするしかないのです。

その鍵を握るのは、Lさんの妻です。Lさんの妻が、まず嫁との関係をプラスにし、3人の関係を「+（Lさんと妻）」×「+（妻と嫁）」×「−（Lさんと嫁）」＝「−」と、不安定な状態にします。そのうえで、Lさんと嫁との関係がプラスになるように動くのです。

具体的には、Lさんが「嫁がご飯を食べさせない」「嫁が俺の財布を隠した」などと言った場合、妻は、否定はせずに「お茶を飲んで少し待っていてください」と言ったり、なくなったものをいっしょに探すなどして、Lさんの興奮を鎮めます。そして嫁に対しては、「あなたが悪くないのはわかっている。いつも感謝している。Lさんの言動は病気のせいだから許してほしい」と、きちんとフォローするのです。さらに、Lさんが妄想状態でないときに、「うちの嫁は、Lさん思いのいい嫁だ」などと、繰り返し言うのです。これを続けることで、嫁とLさんとの関係も、しだいにプラスになっていくはずです。

もう一つの問題、過食については、無理にやめさせると欲求不満に陥ってしまいます。したがって、「散歩に行こう」とか、「歌を歌おう」などと、何か別のことをしようと誘い、興味をほかに逸らすようにします。いつもうまくいくとは限りませんが、Lさんが何に興味を持っているかを知り、そちらに誘導することができれば、それなりに効果はあるはずです。

ケース12

介護する人を大声で怒鳴る
殴りかかる
家の中で迷う
人が大勢いる場所で立ちすくむ
一般名称が思い出せない

Mさん（88歳、男性）は、妻と2人で学習塾を経営し、1男1女を育てましたが、62歳のときに妻を亡くし、それ以来1人で塾を続けてきました。77歳になったとき、息子はすでに亡くなっていたため、一人暮らしを心配した娘が引き取り、現在は娘（60歳、専業主婦）と娘の夫（60歳、会社員）と3人で暮らしています。

同居してからは、「自分でできることは、自分でするから」とたびたび言い、庭の草むしりや外回りの掃除をしてくれていましたが、数年前からぼんやりしていることが多くなりました。さらに、もともとは丁寧な物言いをする人だったのに、ひどい暴言を吐くようになったため、病院で診てもらったところ、アルツハイマー型認知症と診断されました。

Mさんは、娘には「うるさい！」「早く飯にしろ！」「俺に黙って何をやっているんだ！」などと大声で怒鳴る一方、娘の夫には「ここの責任者は私だから、何でも相談しなさい」と、丁寧な口調で言ったりします。かかりつけの病院では、以前からいる看護師に奇声をあげて殴りかかることがあるかと思えば、新任の看護師に「よろしくお願いします」と挨拶されて、「私はそれほど偉くないよ。こちらこそよろしく」と答えたり、医師に具合を尋ねられて「ありがとうございます」と涙ぐんだりすることもあります。

また、近頃は家の中でトイレに行こうとして迷ってしまったり、娘に連れられて病院に行く途中、スクランブル交差点で立ちすくんでしまったりすることもあります。言葉も出にくくなっていて、娘に指示するときに「トイレに行きたい」と言えず、「別の場所に行きたい」と言ったりするため、意味がわからずに娘が聞き返すと、殴りかかったり「バカやろう！」と怒鳴ったりします。

このようなことがあるたびに、娘もつい感情的になって、言い返したり怒ったりしてしまいます。そして、その後で決まって「言いすぎた」と後悔するために、精神的に疲労困憊してしまいます。

怒鳴ったり、殴りかかったりするのはなぜか

Mさんは、娘に向かって暴言を吐いたり、暴力を振るったりします。また、娘の夫に対して、「ここの責任者は私だから」と言っています。すなわちMさんは、自分と娘夫婦の関係性がわからないだけでなく、娘や婿が誰なのかもわかっていない、人の見当識障害が進んだ状態です。

Mさんは、娘や婿に対して丁寧な物言いをする人だったようですが、基本的には権威主義的な人だと思われます。自分に挨拶をした看護師や、義理の仲であるためにMさんを立ててくれる婿に対しては鷹揚《おうよう》な態度をとり、医師という〝権威ある人〟には、必要以上にへりくだった態度をとっています。しかし、娘は「女のくせに自分に命令をする生意気なやつ」であり、慣れた看護師は「自分を老人扱いする無礼なやつ」であるために、かんしゃくを爆発させるのです。

人は、もともとヒエラルキー、すなわち他者のアイデンティティに敏感です。他者のアイデンティティに敏感であることが、社会生活をうまく営むうえで必要不可欠だからですが、この傾向は認知症になっても変わりません。そのため、現実とは異なる、自分独自のヒエラルキーに基づいて、相手に対する態度を変えるのです。勝手につけられた

序列によって見下される方はたまりませんが、このことは、Mさんにはまだ社会的アイデンティティが強く残っている証拠でもあります。

Mさんは、社会的アイデンティティが強く残っているために、まだ自分を学習塾の経営者、人から「先生」と呼ばれる一国一城の主だと思っています。ところが、娘や慣れた看護師はMさんを「認知症の人」「ケアが必要な人」として扱います。それがプライドを傷つけるのです。

暴言・暴力は困ったことではありますが、Mさんのこの反応は、ケース3で言及した「学習性無力感」よりはましです。ストレスを自分で跳ね返す力が、まだあるからです。ただ、Mさんもこのままでよいわけではありません。暴言を吐いたり暴力を振るったりする、すなわち感情的になるとは、自分で自分にストレスを与えることだからです。さらに、このような状態が長く続き、暴力を振るっても何も変わらないことがわかれば、Mさんも学習性無力感に陥ってしまうかもしれません。

人ごみで立ちすくむのはなぜか

Mさんはさらに、家の中で迷ったり、スクランブル交差点で立ちすくんだり、トイレという言葉が出てこなかったりします。家の中で迷うのは、場所の見当識障害がかなり進み、ここが自分の家だということがわからないため。こうなると、自分の家にいても安心できないわけで、非常に不安な心理状態です。

スクランブル交差点で立ちすくんだのは、人が大勢いたためです。作動記憶の機能が低下し、選択的注意がうまく働かないために、Mさんは不要な情報を抑制することができません。人が大勢いるところは情報が多すぎて、どうしたらよいかわからないのです。

トイレを「別の場所」と言ったり、ハンドバッグを「女の人が持つもの」と言ったりすることを「迂言《うげん》」と言いますが、これも認知症の人によく見られる症状です。人の名前や地名などの固有名詞や、専門的な言葉などは、私たちも出てこないことがありますが、認知症の人の場合は、失語症状のために一般名称が出てこないところに違いがあります。

なぜ、感情的に反応してはいけないのか

Mさんの暴言・暴力に対して、娘は言い返したり怒ったりと、感情的に反応してしまっています。Mさんを心配し、親身になって世話をしている娘にしてみれば、お礼の言

葉の一つもないどころか、気持ちを踏みにじる行為をされるのですから、腹が立つのも無理はありません。とはいえ、感情的に反応しても、Mさんの暴言・暴力は悪化するだけで、止めることはできません。

では、どうすればよいかというと、そのヒントはMさんの言動にあります。Mさんは、新任の看護師が「よろしくお願いします」と挨拶したときや、医師が具合を尋ねたときには、挨拶を返したり涙ぐんだりしています。つまり、自分自身が思っている自分のアイデンティティや社会的立場を尊重するような扱いや、自分をいたわってくれるような扱いに対しては、穏やかに対応しているのです。

娘としては、「娘である自分」としての対応をやめ、Mさんを賓客《ひんきゃく》のように扱うことに、おそらく大きな抵抗があると思います。Mさんが、自分を娘だと思ってくれないことに、深い悲しみもあると思います。しかし、Mさんがアルツハイマー病であるとは、そういうことなのです。

人と人との関係は、初対面のときは互いに相手がどういう人かわからず、時が経つにつれてわかってくるのが普通です。しかし、認知症の人との関係は、その逆です。よくわかっていた相手のことが、認知症が進むにつれて、だんだんわからなくなっていきます。この間まで、自分のことを娘だと思っていた人が、自分が娘だとわからなくなっている、そのことが理解できずに苦しむのです。

娘としては、そのような悲しみや苦しみを吹っ切ってMさんに対するしかありませんが、すぐにはそうできないと思います。一旦、介護をできるだけ専門家に任せ、距離を置いて客観的にMさんを見る時間をとることが大事です。自分の気持ちを整理し、Mさんの病気を理解することで、このような状況を乗り越えることができるはずです。

なお、暴言・暴力がひどい人に対しては、医師が向精神薬を処方することもあります。やむを得ない場合もありますが、向精神薬は副作用もあり、人によっては活動性が低下したり、寝たきりになったりしてしまうこともあるため、使用に際しては注意が必要です。ほかに方法があるならば、まずそれを試してみてからでも遅くはありません。

ケース13 感情が激変する 情景を理解できない 音楽を流すと嫌がる 鏡に向かって話しかける

Nさん（72歳、女性）は、短大を卒業した後保母をしていましたが、25歳のとき公務員の夫（77歳）と見合い結婚をし、その後は専業主婦として3人の娘を育て上げました。娘が3人とも嫁いでからは、夫と2人で暮らしていましたが、5年ほど前からNさんに認知症の症状が現れ、家事ができなくなってきたために、今は夫が家事をしています。また、車で10分ほどのところに住む長女（46歳、公務員）が、ときどきおかずを届けたり、手伝いにきたりしてくれています。

最初に現れた症状は、物の置き忘れやしまい忘れなどの記憶障害で、このときはまだ、Nさんが認知症だとは夫も気づきませんでした。そのうちに家計費の管理ができなくなり、料理ができなくなり、行きつけの美容院から帰ってこられなくなるなどして、ようやくおかしいと思った夫が病院に連れて行くと、アルツハイマー型認知症との診断でした。

その後、アルツハイマー病薬が効いたのか、症状の進行は緩やかでしたが、昨年の夏に脱水症状を起こして入院してから、Nさんの症状が一気に進んでしまいました。退院後は、外に連れ出そうとすると激しく抵抗し、夫が話しかけても、同じことを繰り返し言うだけで会話になりません。また、何がきっかけかわかりませんが、突然怒りだしたり、泣きだしたり、わめいたりするなど、感情が激変します。

そこで、気持ちを落ち着かせようとして、Nさんが好きだった美しい風景の写真集を見せたり、クラシック音楽を聞かせたりしても、Nさんは興味を示さず、時には怒りだすことさえあります。何かにつけてNさんが予想とは異なる反応をするため、夫は驚いたり、どうしたらよいか考えあぐねたりすることがたびたびですが、中でも特に驚いたのは、ある日の夕方、Nさんが鏡に向かって話しかけているのを見たときでした。

部屋の中をウロウロと歩き回っていたNさんが、鏡に近づくと、鏡に映った自分の顔に顔を近づけて、何事かをヒソヒソとささやいたのです。金縛りにあったように、夫が動くに動けず見ていると、Nさんはスッと鏡の前を離れ、また部屋の中を歩き回り、再び鏡に近づいてヒソヒソと話しかけます。夫は、Nさんが自分とはまったく別の世界に行ってしまったような気がして、背筋が凍る思いがするとともに、これまでの介護が無駄になってしまったような、むなしい気持ちに襲われてしまいました。

些細なことで感情が激変するのはなぜか

Nさんは、突然怒ったり泣いたりと、感情が激変します。これは、前頭葉の機能が障害されて、抑制がきかなくなってしまったためであり、このようにわずかな刺激で感情的な行動が現れることを、「感情失禁」と呼びます。

夫にしてみれば、何が原因でNさんが突然怒ったり泣いたりするのかわかりませんが、Nさん自身にしてみれば、何らかの原因があるのです。おそらくは、欲求が充足できない、自分の思った通りにならない、自分が思っていることと違うことを言われた、というようなことだと思いますが、私たちにとっては些細なことであるために、よもやそれが原因であるとは気づかないのです。

Nさんのように感情が激変する人がいる一方で、認知症の人には、「多幸」と呼ばれる状態でいる人たちもいます。いつもニコニコしていたり、歌を口ずさんでいたりするのですが、では、多幸感を抱いている人がずっとその状態でいるかといえば、そうではありません。人の感情には、恐怖や怒りといった生物としての根源的な感情と、喜びや笑いといった高次脳機能に関わる感情がありますが、多幸感は高次脳機能がある程度保たれた状態でないと生じないのです。

音楽が嫌いになるのはなぜか

Nさんは、美しい風景や音楽が好きだったのに、それを楽しむことができなくなっています。これは「失認」と呼ばれる症状のためで、失認とは視覚や聴覚などの感覚器官には問題がないのに、その対象が認知できないことをさします。人の顔が区別できない、文字の形がわからない、色がわからない、左右がわからないなど、さまざまな症状があります。

たとえば、人の顔が区別できない場合。認知症の人は、相手が誰かわからなくても、その人が怒っているか笑っているかなどによって、それ相応の反応をすることがあります。つまり、輪郭や目鼻立ちなどの「静的情報処理」はできないのに、表情や視線、口の動きなどの「動的情報処理」はできる場合があるのです。これは、97ページで登場した、「ゲシュタルトの崩壊」に関わっています。

ゲシュタルトの崩壊とは、失認の一種ですが、全体性を持ったまとまりのある構造から、全体性が失われてしまうことを言います。ゲシュタルトの崩壊が起こると、顔ならば、全体性を持った「顔」としてではなく、目や鼻や口といったパーツとして認識されてしまいます。音楽ならば、まとまりを持った「曲」としてではなく、バラバラな音として認識されてしまいますし、風景ならば、空や山や木といった個々の要素として認識されてしまうのです。

そのため、目の動きや口の動きで表情は読めても、その人が誰なのかはわかりません。Nさんの場合も、ゲシュタルトの崩壊によって、風景を見ても美しいとは感じられず、音楽は雑音にしか聞こえなかったのでしょう。そうとは知らず、夫が写真集を見せたり音楽を聞かせたりしたために、怒りだしてしまったのだと考えられます。

さらに、Nさんには、鏡に映った自分の姿に話しかける「鏡現象」もあります。これも失認の一種で、そこには鏡に対する失認と、自分の姿に対する失認が重なっています。私たちは、たとえどんなにピカピカに磨かれていても、背景とは連続しない風景を映していることから、それが鏡であることがわかります。しかしNさんには、それがわかりません。ゲシュタルトの崩壊が起こっているために、「部屋の中に置かれた鏡」という全体性がわからないのです。

そのうえNさんは、自分自身の顔や姿もわからなくなっています。記憶の逆進性によって、記憶から現在の自分の姿が失われてしまい、鏡に映った自分を見ても記憶と照合できないために、それが自分だとはわからないのです。そして、Nさんは鏡に映った自分の姿を、目の前に実在する別の人だと思い、話しかけるのです。

なぜ、衝撃を受けたのか

Nさんの感情が激変したとき、Nさんの夫がどのように反応したかはわかりませんが、一般的に、人間は相手が感情的になると、自分も感情的になってしまいます。しかし、介護者が感情的になると、認知症の人の状態がよけい悪化してしまうのは、これまでにも述べた通りです。

そのため、Nさんが感情失禁に陥った場合は、すぐに対処しようとせず、親密な態度を保ちながらも少し距離をとり、Nさんを落ち着かせることが大事です。そして、可能であれば、手を握ったり、抱きしめたりしてみるとよいでしょう。身体接触は快感を与えるため、相手を落ち着かせる効果があるのです。ただ、人によっては身体接触を嫌う場合もありますから、注意が必要です。

ある程度こちらの言うことが耳に入る状態であれば、ケース9で登場した「繰り返し技法」を用いて言葉をそのまま繰り返し、共感を示すのもよいでしょう。ただ、Nさんの場合は会話が難しい状態のようですから、この方法はできないかもしれません。

Nさんの夫は、Nさんが鏡に向かって話しかけるのを見て、大きな衝撃を受けました。通常はあり得ない行為であるため、Nさんが別の世界にいる人のように思えた、端的に言えば、人とは異なる何ものかになってしまったような気がして、衝撃を受けたのです。

認知症の人の介護が苦しいのは、このようなことがしばしばあるからです。しかし、鏡を認識できないことや、今の自分の姿がわからなくなっていることを思えば、Nさんの行為はむしろ当然かもしれません。そこに人がいて、自分が近づくと相手も近づいてくる。だから、小さな声で話しかけたのです。Nさんの認知の世界を理解すれば、Nさんも自分と同じこの世界にいる、当たり前の人間であることがわかります。

ケース14 服を着られない 歯を磨けない 箸を使えない 皿を舐める

Oさん（80歳、女性）は、若い頃に夫を亡くし、食堂を切り盛りしながら女手一つで2人の息子を育て上げました。現在は長男（58歳）とその妻（55歳）が店を継ぎ、孫（28歳、女性、会社員）とともに、4人で暮らしています。

長男とその妻が、Oさんが認知症であることに気づいたのは5年ほど前、たびたび迷子になるようになったためでした。物忘れもかなりあったため、物忘れ外来を受診すると、アルツハイマー型認知症との診断で、認知症の薬が出されました。

その後、認知症は徐々に進行し、時間や場所の見当識障害が顕著になり、失禁も頻繁になり、オムツ着用になりました。ただ、人の見当識は比較的良好に保たれていて、常連客に話しかけられると愛想よく受け答えをしたり、商店会の役員がくると挨拶をしたりします。

ところがこの頃、Oさんは身支度が、自分一人ではできないようになってしまいました。朝起きて着替えるとき、パジャマを脱がずに服を着ようとしたり、服の首に腕を通したり、袖から頭を出そうとしたりします。洗面所では、歯ブラシを手に持ったまま、鏡の前で立ちすくんでいます。「おばあちゃん、何やってるの?」と、孫が尋ねると、「歯磨き」と言うのですが、どうしたらよいかわからない様子です。「歯磨き、できなくなっちゃったの?」と言いながら、孫が歯ブラシを持ったOさんの手を上から握り、歯に当てて磨いてやると、Oさんはされるがままになっています。またあるときは、櫛《くし》を手に持ったまま、鏡の前に立っています。

このようなことが続いたため、身支度は長男の妻が手伝うようになりましたが、数日前、さらに驚く出来事がありました。朝食のとき、突然Oさんが、目玉焼きを手づかみで食べたのです。しかも、あっと思った次の瞬間、Oさんは皿を手に持ち、舌で黄身を舐《な》めとりました。

妻と孫が呆然と見る中、「やめろよ!」と長男が皿を奪おうとすると、Oさんはその手に爪を立てて抵抗します。「しつけに厳しかったおふくろが、こんなふうになるなんて」と、あまりの情けなさに、長男は思わず涙がこぼれそうになってしまいました。

当たり前のことができなくなるのはなぜか

Oさんは、それが服であることや、歯ブラシであることはわかるのですが、服を着たり、歯を磨いたりすることができません。このような、それが何であるかはわかるのに、行為ができなくなることを「失行」と呼びます。これは、認知と行動の間が断ち切られている状態で、認知と行動を結びつける際に働く神経系が障害されたためだと考えられます。Oさんが目玉焼きを手づかみで食べたのも失行によるもので、目の前にある棒が箸だということはわかっても、使うことができなかったからでしょう。まだ箸が上手に使えない子どもは、手づかみでものを食べようとすることがありますが、それと同じです。

では、Oさんが皿を舐めたのは、いったいなぜなのでしょうか？　これは、前頭葉の機能が障害されて、抑制が働かなかったためだと考えられます。目玉焼きの黄身が皿に残っていれば、誰だってもったいないと思います。しかし、私たちは、直接皿を舐めたりはしません。食事には、それ相応のマナーがあることを知っているからです。ですから、パンをちぎって黄身を拭ったり、野菜で絡め取ろうとしたりして、どうしても取れない分はあきらめます。ところが、抑制が働かなければ、もったいないという思いが心を占めてしまいます。そのため、もっとも確実に黄身を食べられる方法、すなわち舐めるという行為をしてしまうのです。

なぜ、手を貸してはいけないのか

Oさんが手づかみでものを食べたり、皿を舐めたりする姿を見て、長男はあまりの情けなさに涙が出そうになっています。なぜ、長男が情けないと感じたかと言えば、抑制が外れて欲求のままに行動したOさんの姿を、人ではなくなってしまったかのように感じたからです。

人は、たとえ皿に残った黄身がもったいないと思っても、そして、周囲に誰もいなくても、皿を舐めたりはしません。マナーが身についているからであり、マナーとは、行動に抑制を働かせることなのです。ただし、子どもは違います。もったいないと思えば皿も舐めますし、テーブルに落ちたおかずも食べます。つまりOさんは、訓練によってマナーを習得する前の、子どもの段階に戻ってしまったのです。

しつけに厳しかったお母さんの、そのような姿を見ることは、つらいことだと思います。しかし、見方を変えれば、Oさんはまだ自分で食べることができるわけです。自分の手と口を使い、自分で食べ物を食べることができる。これは、大きなことです。

Oさんのように、服を着たり歯を磨いたり、箸を使ったりできなくなると、家族はつい手を貸してしまいがちです。あるいは、乱暴に服を着せたり、舐めようとした皿を取り上げたりすることもあります。じれったさや情けなさが先に立って、そのような行動に出てしまうのですが、これはよくありません。認知症の人は、自分が乱暴に扱われたことはもちろんわかりますし、手を貸してもらっていると、自分でできることもできなくなってしまうからです。

したがって家族は、たとえ時間がかかっても、本人にできることはやってもらうことが大事です。じれったくても手を出さずに見守り、本当にできないことだけ、手を貸すようにしてください。「こんなこともできないのか」と思うのではなく、「まだこんなことができる」と思うことが重要なのです。

ケース15　オムツを外して自分の便をいじる　奇声をあげる　ウトウトしている

Pさん（87歳、男性）は、農家の長男に生まれ、家を継ぎました。娘と息子は都会で就職したため、その後は妻（83歳）と2人で農業を続けてきましたが、7年前に、農業を継ぐことにした孫（35歳、男性）とその妻（35歳）が同居し、現在はひ孫2人も含めた6人家族です。

孫が同居した当初から、Pさんには認知症の症状がありましたが、毎日畑に出て農作業をこなし、特に問題なく過ごしていました。ところが、1年ほど前から異食が始まり、枕の縫い目をほどいて中のビーズを食べたり、石を拾って食べたりするために、目が離せなくなりました。

さらに先月、オムツを外して便を取り出し、手で畳や壁になすりつけたうえに、食べているところを孫の妻が発見し、大騒ぎになりました。嫌がるPさんを、Pさんの妻と2人で風呂場に引っ張って行き、なんとかシャワーを浴びさせましたが、においが取れずに畳はだめになりました。

また、以前は規則正しい生活をしていたのに、夜中じゅう起きて歩き回り、奇声をあげたり、その代わりのように昼間ずっとウトウトしていたりします。せっかくきてくれた孫に愛想を尽かされてはいけないと、そんなPさんをできるだけ自分で介護しようとしたために、妻は体調が優れなくなってしまいました。

便を平気で弄ぶのはなぜか

認知症が進行すると、便を弄んだり、食べてしまったりする人がいます。原因は、欲求不満の現れ、オムツにした便が気持ち悪い、残便感があるなど、人によってさまざまです。Pさんの場合は何が原因かよくわかりませんが、以前から異食があることから、何らかのストレスがあり、それを解消するためにものを口に入れる癖がついていて、便を口にしたのかもしれません。

それにしてもなぜ、よりによって便を口に入れるのかと、家族は驚き、困惑し、悲しくなりますが、一つには、脳の障害によって嗅覚や味覚を感じなくなっているからだと考えられます。高齢になれば、誰でも感覚器の機能は低下しますが、認知症の人はそれに加えて、脳の障害によってにおいや味がわからなくなってしまうのです。さらに、便を見ても、それが排泄物だとは理解できません。そのため、便をして気持ちが悪くてオムツを脱いだところ、オムツから便が転がり出たためにそれが気になり、何だろうと思って触ったり食べたりした、ということが起こるのです。

奇声は、脳の障害が原因で興奮し、自然に出てしまう場合と、欲求不満を訴えるために起こる場合とがあります。Pさんの場合は、夜中に起きて歩き回る際に奇声をあげるようですから、せん妄状態で幻覚などを見て、興奮して奇声をあげているのかもしれません。

また、Pさんは昼間、ずっとウトウトしていることがあります。脳の機能低下に伴って覚醒水準が低下し、ずっとウトウトしているのも、認知症が重くなると見られる症状です。これを「傾眠状態」と呼びますが、Pさんの場合は、傾眠状態ではなく睡眠不足のように思われます。夜の徘徊が治まり、昼夜逆転が解消できれば、昼間のウトウトもなくなるのではないでしょうか。

傾眠状態は、認知症の人だけでなく、身体が動かないために寝たきりになっている人にも生じることがあります。身体が動かないと、周囲の働きかけに対して反応ができないため、しだいに周囲が働きかけをしなくなってしまい、よけい反応がなくなるという悪循環が生じます。すると、覚醒水準が下がり、いつもウトウトしているようになってしまうのです。これは、使わない機能が衰えていく生活不活発病（廃用症候群）の一種です。したがって、たとえ反応がなくても声をかけたり手を握ったりして、外からの刺激を与えることが大事です。

なぜ、力ずくでやめさせてはいけないのか

異食や弄便があると、家族は驚き慌てて、力ずくでやめさせようとすることが多々あります。しかし、これらの行動は、無理にやめさせようとしてもやめさせることはできません。したがって、異食の場合は、食べると危険なものを周囲に置かないようにしたり、興味をほかに向けさせたりして、治まるのを待ちます。

弄便は、オムツに便をした不快感が原因で起こっているようであれば、Pさんの様子を観察して排便のパターンをつかみ、それに合わせてトイレに誘導したり、オムツを替えたりすることで防げるかもしれません。生活が不規則だとパターン自体がないこともありますし、パターンがあってもそれをつかむのは難しいことですが、頻繁に様子を見

ることで、少なくとも弄便を未然に防ぐことは可能になります。

奇声に対しては、制止しようとして、介護する人が大きな声を出したりすると、相手をよけい興奮させる結果となり、逆効果です。奇声を出されても驚かず、手を握ってしばらくそばにいるなどして、認知症の人を落ち着かせるようにするとよいでしょう。また、あまりにも毎晩大きな声をあげ、隣近所に迷惑がかかるような場合は、雨戸を閉めて防音したり、窓を2重にするなどの対策が必要かもしれません。

異食も弄便も奇声も、力ずくでやめさせようとしても、やめさせることはできませんし、認知症の人をよけい興奮させるだけで、よい結果にはなりません。その場は相手を落ち着かせることを心がけ、その後は頻繁な見守りを心がけることが、遠回りのようでもお互いを楽にする結果につながるのです。

第6章

認知症の原因はアルツハイマーだけではない

この章では、レビー小体病を原因とする「レビー小体型認知症」と、ピック病を主要な原因とする「前頭側頭型認知症」のケースを取り上げます。

レビー小体病は、脳内に「レビー小体」と呼ばれる特殊な構造物が作られることから、こう呼ばれています。レビー小体は初め、パーキンソン病患者の脳幹の神経細胞で発見され、パーキンソン病に特有のものと考えられていましたが、後にそれ以外の人にも見られることがわかりました。

認知症の原因としては、アルツハイマー病、脳血管障害に次いで多く、認知症の約10%を占めると言われています。側頭葉と後頭葉の活動低下や萎縮によって起こる幻視やせん妄、認知機能の激しい日内変動などが特徴で、パーキンソニズムと呼ばれる、パーキンソン病に特有の歩き方なども現れます。

ピック病は、「前頭側頭型認知症」と呼ばれる通り、前頭葉と側頭葉を中心とした脳の萎縮が特徴です。若年性認知症に多く、抑制のきかない言動、意欲低下・無関心、時刻表的行動（入浴などの日常生活のさまざまな行為を時刻表のように毎日決まった時刻に行う）、言葉の繰り返しなどが見られます。

1　レビー小体病のケース

3D映像のようなリアルな幻覚に戸惑う

このケースは、2009年に誕生したレビー小体病の人の家族の集まり「レビー小体型認知症介護家族おしゃべり会」の発足メンバー、加畑裕美子さんが行った講演『在宅介護を経験して見えたもの』と、加畑さんの手記『レビー小体型認知症の父とアルツハイマーの母と共に過ごした日々』に基づいています。

加畑さんがお父さんの変調に気づいたのは、2001年の冬、お父さんが81歳のときでした。夜中の2時頃、家にいるとばかり思っていたお父さんが、なぜか玄関を開けて外から帰ってきたのです。驚いて「どうしたの？」と尋ねると、お父さんは「ちょっとね」と言って部屋に入ってしまいました。翌日その理由を尋ねると、はっきりした答えが返ってきたことや、当時お父さんはまだ現役で仕事をしていたことなどから、加畑さんはまさかそれが認知症の症状だとは思わず、そのときはそのまま終わりました。

ところがその後、お父さんが夜中に出ていくことがたび重なり、さらに「なんだか怖いんだよ、知らない人が椅子に座っている」などと、言われた加畑さんが本当だと思ってしまうほど、リアルな幻視が現れるようになりました。一度などは、昼ご飯ができたとお父さんに声をかけると、「みんなにご飯を出さなくてよいのかね」と言うので、「なぜ？」と聞くと、「部下が8人きて、みんなでテレビを見ている」との答え。加畑さんは、知らないうちにお客様がきたのだと思い、慌ててお父さんの部屋に行きました。ところが、部屋には誰もいず、テレビに向かって椅子が並んでいるだけだったのです。

驚くほどリアルな幻視は、レビー小体病の典型的な症状の一つです。レビー小体病では後頭葉が障害されるために、後頭葉にある第1次視覚野がその影響を受けて、本当は見えていないものを見えたように認知してしまいます。つまり、外界から目への刺激はないのに、脳の視覚野が勝手に反応してしまうのです。このときお父さんには、現実と何ら変わることなく、そこに人がいるように見えています。しかし、周囲の人には何も見えないのです。

加畑さんのお父さんはその後、徐々に気力が減退し、日課にしていた庭仕事などをしなくなっていきます。そして2年後、かかりつけ医からの紹介で神経内科を受診し、脳血管性認知症という診断が出ました。ところがこれは誤診で、お父さんはレビー小体病だったわけですが、それが判明したのはさらに2年後、お父さんが85歳のときでした。その間、向精神薬を投与されて動けなくなったり、パーキンソン病の薬を投与されてまた動けなくなったりと、お父さんはさんざんな目に合ってしまいますが、当時は医師でもレビー小体病を知っている人はほとんどいなかったのです。

スイッチオンとオフが突然切り替わる

お父さんが85歳のとき、それまでとは別の医師にかかったことで、レビー小体病であることが判明しました。以前の脳血管性認知症という診断名を加畑さんは内緒にしていたため、お父さんは〝初めて〟診断名を告げられ、「自分が変だったのは病気のせいだった。確認できた」と、納得して明るい表情になりました。

加畑さんのお父さんの場合は、脳の障害が限局的であり、症状も限られていたのでしょう。かなりはっきりと、自分の状態を理解できていたようです。病識があったために、病名を告げられたことで、自分の状態が納得できたのです。この例を見ると、病名を隠すのが必ずしもよいことではないのがわかります。

その後、お父さんの症状はしだいに進行し、せん妄がたびたび起こったり、パーキンソニズムが出て歩行が困難になったりしていきました。加畑さんは介護保険を申請し、ホームヘルプサービスやショートステイを利用しますが、お父さんの状態を理解してもらううえで最大の障害になったのは、激しい日内変動でした。お父さんは、スイッチオンの状態のときは話したり歩いたりできるのに、スイッチオフになると、何の反応もできなくなってしまうのです。同じ人が日によって、あるいは時間によって極端に状態が変わるのもレビー小体病の特徴ですが、短い時間だけ介護に携わる人には、それがなかなか理解してもらえなかったのです。

そのため、スイッチオフの状態だと、ショートステイやデイサービスでは、何もできないし何もわからない人として扱われます。しかし、スイッチオフの状態でも、お父さんには周囲が話していることの内容が理解でき、記憶も残っています。スイッチがオンになってから、そのときの扱いに対してお父さんが反発すると、今度は「攻撃的な老人だ」と言われてしまうのです。

その誤解を解くために、加畑さんは介護する際の注意点などを紙に書き、施設の職員やホームヘルパーに渡していましたが、それでも理解してもらえるまでには長い時間がかかったそうです。今はレビー小体病についてもだいぶ研究が進みましたし、介護のプロがこの病気を知らないことはないと思いますが、一般的にはまだあまり知られていないのが現状です。加畑さんが記した、時期別のお父さんの症状一覧がありますので、それを転載しておきましょう。個人差はありますが、レビー小体病の特徴がよくわかると思います。

加畑さんのお父さんの症状の変化

●第1期：日課を忘れ始める。元気がない。身体変化はない。普通の生活。夜間せん妄が始まる。リアルな幻視。せん妄・幻視・幻覚・夢の区別が自分でできる。

●第2期：せん妄が強くなる。日内変動。薬剤過敏。支援で普通に生活できる。パーキンソニズムが出て歩行が悪くなる。杖を嫌がる。アリセプトで一時的に劇的な改善が見られたものの、良い状態は長くは続かなかった。

●第3期：脳梗塞後、嚥下《えんげ》が悪くなる。嚥下性肺炎後、胃ろう造設。ベッド生活へ。幻視はあるが、自分の意識はとてもはっきりしている。

※これは、あくまでも加畑さんのお父さんの症状の変化です。すべての人が同じように進行するわけではありません。レビー小体型認知症の症状は多様であり、どの症状が出現するか、いつ出現するかは人によって異なります。

2　ピック病のケース

スーパーで繰り返し万引きをして、捕まった

このケースは、ピック病の夫を20年以上介護した新井雅江さんの手記『8000日の夜と朝　若年認知症になった夫と生きぬいて』に基づいています。

新井雅江さんの夫・広美さんに異変が現れたのは1988年、広美さんが50歳のとき

でした。頻繁に耳鳴りを訴えるようになったのです。さらに、怒りっぽくなった、熱心にしていたお墓の掃除を突然しなくなった、好きだった風呂に入らなくなった、ゴルフ場からタオルなどの備品を持ち帰ってくるようになった、単語を忘れないように何にでもメモをするようになった、辞書を引きながら新聞を読むようになった、等々の異変が重なります。

このような変化を、雅江さんは耳鳴りのせいだと思っていましたが、広美さん自身は自分がおかしくなっていることに気づいていたのでしょう。通信教育でペン字を習い始めたり、自発的に精神科や心療内科を受診したりします。しかし、当時は医師でもピック病の知識がある人は少なく、診断はつきません。やがて仕事にも支障が出始め、定年まで5年を残した55歳のとき、会社都合という名目で退職を迫られ、広美さんは会社を辞めました。

その後、広美さんは突然、軽自動車を購入し、配送の仕事を始めたりして雅江さんを驚かせますが、雅江さんが最も驚いたのは、広美さんがスーパーで万引きをするようになったことでした。乾電池や消しゴム、ボールペンなどを万引きしてくる広美さんを止めようとして、「そのうち見つかるから」と言っても、広美さんは「俺はそんなヘマはしない」と自信満々に言い返します。

実は、万引きはピック病では典型的な症状の一つなのです。一般的には、「欲しいものを手にして、お金を払うことが理解できないまま店を出てきてしまう」とか、「盗んだときのことは記憶がない」と言われることが多いのですが、広美さんのケースを読むと、そうではなく、万引きという行為を楽しんでいるかのようにさえ見えます。

なぜ、ピック病の人が万引きをするのかは、わかりません。ただ、もしかすると、脳の障害によって、生物としての本質的な特性が表面化したためではないか、と思われます。私たちは、何かを自分のものにするとき、社会的交換を行います。労働の対価として受け取る、物々交換する、お金を払う、といったことです。しかし、このような行為は人が後から身につけたことであり、生物としての本質ではありません。自分にとって必要なものを獲得する。獲得できれば、嬉しい。これが私たちの本質なのです。とは言え、万引きが見つかれば、捕まります。広美さんも、万引きをしては捕まることを、何度も繰り返しました。

さらに、「働かなければいけない」という思いの強かった広美さんは、ハローワークで仕事を見つけてきますが、やはり仕事はできず、営業職での採用だったのが1日で別の部署に回されます。しかし、そこでもトラブルが続いて、仕事を頼まれなくなってしまいました。すると広美さんは、仕事先に夜忍び込んでは、社用車をパンクさせたり、ナンバープレートを外して捨てたりするといった、〝仕返し〟を始めたのです。

このような行為、つまり自分が攻撃されたら攻撃を仕返すのもまた、人の本質です。大きな話になりますが、人が神や宗教を必要としたのは、〝目には目を、歯には歯を〟が、人の本質だからではないでしょうか。いまだに地上から戦火が絶えたことはなく、報復や制裁を繰り返しているのが、私たち人間なのです。

妻の首を本気で絞めた

結局、仕返しは見つかり、広美さんは警察署に拘留されます。ところが、罪の意識がまったくなく、話もチンプンカンプンであったため、警察官から「専門医に診てもらった方がよい」と言われ、埼玉県精神保健センターで受診。「初老期痴呆症」との診断を受けました。

病名はついたものの、治療法があるわけではありません。広美さんの症状はさらに進行し、家から外に出て行っては、さまざまなトラブルを引き起こします。疲れ果てた雅江さんが、「離婚しましょう」と言うと、広美さんの答えは「おまえがいなくなると、ご飯も食べられない」でした。「じゃあ、いっしょに死のう」と言うと、「死ぬのは嫌だ」と言います。あくまでも、自己中心的なのです。

その後、雅江さんが広美さんに内緒で、著名な精神科医に相談に行ったことによって、ピック病という病名が判明します。ここでようやく、雅江さんは「今までの困った行動は、病気がさせていたのだ」と腑に落ちるとともに、「本当につらかったのは夫だった」と、気づきます。

ピック病は、脳全体が萎縮していくアルツハイマー病と異なり、前頭葉と側頭葉が特に萎縮します。そのため、前頭葉の機能が低下して、抑制がきかなくなります。さらに、左側頭葉の萎縮が強い場合は、言語障害と右半身の運動障害が出ます。右側頭葉の萎縮が強い場合は、左側の半側空間無視と、左半身の運動障害が出ます（まれに左右が逆の人もいます）。

原因がわかり、雅江さんは納得しましたが、広美さんの症状は一段と悪化していきます。こんなこともありました。何度も同じことを聞く広美さんに、雅江さんが「何度同じことを言わせるの！」と、つい怒鳴ったとたん、本気で首を絞められたのです。息ができなくなり、雅江さんは必至にもがき、家を飛び出しました。そして、広美さんは医療保護入院、すなわち強制入院させられてしまいました。

それが1996年、広美さん58歳のときでした。以来、2011年に73歳で亡くなるまで、広美さんは病院と特別養護老人ホームを行ったりきたりしながら過ごしましたが、施設に入ったからもう大丈夫かというと、そうではありませんでした。その間には、自分で自分の髪の毛を抜いて食べてしまったり、布団や毛布カバー、便、さらには自分の手まで食べようとするほどの、激しい異食もありました。大声を出して暴れることもありました。そして、そのような症状に対処するために、つなぎ服を着せられたり、大きなミトン（手袋）をはめさせられたり、両手をベッドにくくりつけられたりすることもありました。

そのような広美さんの姿を見るたびに、雅江さんは「つらく、悲しく、目をそむけたくなった」と記しています。そして、さらに病気が進行し、脳の障害が大きくなって、あれほど悩まされた周辺症状が今度は減っていくと、「障害が進んで問題行動が減っていくのは嬉しいが、できないことが増えていくのはかわいそうだ」と、雅江さんは記しています。「本当につらいのはこの人だ」とわかっているからこそ、「本人がしたくてしているわけではない、病気がそうさせるのだ」とわかっているからこそ、身体を拘束された広美さんの姿に胸を締め付けられ、〝問題行動〟さえも起こせなくなってしまったことに、深い悲しみを感じたのです。

広美さんが亡くなったとき、雅江さんは「悲しみや寂しさよりも、これで終わったという安堵が心の底に広がった」と書きました。最期まで人生をともにできたからこその、安堵だったのではないでしょうか。

ピック病は、症状として反社会的な行為が現れるために、家族は精神的に追いつめられます。逃げ出したいと思うのが、当たり前かもしれません。雅江さんも、夫を憎んだり、自分の運命を呪ったり、この人を殺して自分も死のう、と思ったりしたことがあったのではないでしょうか。きれいごとでは済まないのです。しかし、雅江さんは踏みとどまりました。夫婦としていっしょに歩いてきた人生だから、この人を理解できるのは私だけだから、本当につらいのはこの人なのだから。そんな思いが、おそらくは、雅江さんを支え続けたのです。

第7章

「ケア」と背中合わせにある「コントロール」

1　私の祖母と母の、ケアとコントロール

祖母の手と自分の手を紐で結んで寝ていた母

認知症になった私の祖母が鍋を焦がし、新しい鍋を買いに行って迷子になり、かかりつけの医師に「痴呆」と診断されたところまでは、第1章でお話ししました。この話には続きがあります。それから間もなく、母は祖母の手と自分の手を紐で結んで寝るようになったのです。その紐を私に見せ、母はこう言いました。

「おばあちゃんが、また夜中に起き出して、鍋を火にかけちゃうかもしれないから」

そんなことがあって、しばらく後のことです。夜中にトイレに起きた私は、祖母の部屋の前を通りかかり、母と祖母の会話を聞いてショックを受けました。

「おばあちゃん、2人で死んじゃおうか……」

「死ぬのは嫌だよ。怖いよ」

失禁も頻繁になり、認知症がますます重くなってきた祖母。母が祖母にかかりきりで満足に家事ができないために、不満が募ってたびたび文句を言うようになった父。ギク

シャクしてきた夫婦関係。母の気持ちが自分たちに向かないために、欲求不満に陥って喧嘩をする私と弟。家族は、バラバラになりかかっていました。

心の底では、「祖母は病気なのだから、優しくしなければいけない」「母は大変なのだから、少しでも楽にしてあげなければいけない」と、わかってはいるのです。しかし、家族は、成員同士が互いに期待する役割を果たせずにいると、破綻に向かいます。母は、父や子どもたちの期待する役割を果たせず、父や子どもたちは、母の期待する役割を果たせずにいたのです。

結局、母は負担に耐えきれなくなり、祖母は母の姉の家で預かってもらうことになりました。そして、姉の家で亡くなりました。母にはずっと悔いが残っていたようで、認知症の人を描いた有吉佐和子さんの小説『恍惚の人』が数年後に出たときは、それを読んで泣いていました。

手を紐で結んで寝るのは虐待か

母が、祖母の手と自分の手を紐で結んで寝たのは、そうせざるを得ない、仕方のないことだったと思います。実際に今でも、同じことをする人はたくさんいます。認知症の人が起き出したら、夜中であろうと明け方であろうと、自分もいっしょに目が覚めるように手と手を紐で結ぶのです。そして、そのことを聞くと、周囲の人は一様に「大変ですね」「偉いですね」と言います。

しかしそれは、介護する人の側からの見方です。認知症の人が起きたら、自分も起きざるを得ない、すなわち強制的に起こされるのは、認知症の人によって介護する人がコントロール（支配・束縛）されている状況です。そのため、コントロールを受け入れている介護する人は、大変だし偉いのです。

では、この状況を、認知症の人から見たらどうでしょうか？　認知症の人が目覚めたとき、自分の手は隣に寝ている人の手につながれています。起きてどこかへ行きたいのに、それができないようにされているわけで、これは介護する人によるコントロールです。

また、認知症の人は、見当識の喪失やせん妄状態などによって、周囲の状況を把握する能力が低下しています。自分が認知症であることも、わかっていません。とすれば、隣に寝ている人が誰なのかも、なぜ自分の自由が奪われているのかもわからず、何か悪いことが起こったと思っても不思議はありません。そして、恐怖に駆られて暴れたり、叫んだりするかもしれません。これは、コントロールというよりは、虐待に近い状況です。

さらに母は、祖母に向かって「2人で死のうか」と言っています。祖母の介護に追われ、大切な家族がバラバラになっていくのを感じていた母は、やり場のない怒りや悲しみ、苦痛や絶望感を、「2人で死のう」という言葉に託して、祖母にぶつけたのです。これは、いわば認知症の人にコントロールされて、自分の思うように家族と関われないことから生じた感情であり、その感情を認知症の人にぶつけるのは、ある意味で仕方のないことだと思います。

しかし、そんな母の心中は、祖母にはわかりません。言葉の表面を捉えて「死ぬのは嫌だ、怖い」と答えています。認知症の人は言葉を飾ることができませんから、このときの祖母は、口先だけでそう言ったのではなく、本心から怖いと思っています。つまり母は祖母に、「無理心中させられるかもしれない」という恐怖感を与えてしまったわけです。

このように、認知症の祖母に対する母の言動を検討すると、身体的な暴力でこそありませんが、精神的な虐待をしていたことになるのかもしれません。しかし私には、母が祖母を虐待していたとは、どうしても思えません。これを虐待と呼ぶのは、あまりにも酷な気がするのです。

では、こうした家族の言動は、許されるのでしょうか？　認知症の人を介護する状況の過酷さを知っているために、このような家族の言動を、私たちはやむを得ないと感じます。そして、「大変ですね」「偉いですね」と言います。しかし、認知症の人の気持ちはどうでしょうか。自分のそばにいる人が誰なのかさえよくわからないのですから、その言動に悪意がないかどうか、判断できるでしょうか？　介護する人が心身ともに疲れきり、追いつめられていることが、わかるでしょうか？　認知症の人にできるのは、自分がされたことや言われたことを、自分の理解できる範囲で認識し、それに反応することだけなのです。

介護する人からすればやむを得ないけれど、介護される人には何らかの被害があることは、介護の場面では頻繁にあります。異食がひどく、自分の手までかじってしまうために、大きなミトンをはめさせられたピック病の新井広美さんの例もそうです。ミトンは傷や化膿を防ぐためのものですが、本人にしてみれば、したいことが自由にできない、もどかしくイライラすることなのです。

しかし、認知症の人は、それを受け入れざるを得ません。しかし、介護する人に悪意はありません。しかし、認知症の人にとって、それが本当に良い方法だと言えるのでしょうか。しかし、介護する人は追いつめられています。しかし……、という永遠に続く「しかし」、果てしない矛盾が、介護という行為には内包されているのです。

介護という言葉のもとになった英語の「ケア（care）」には、相手を気遣うという意味が含まれています。親しい人と別れるときに言う「Take care!」という言葉が、「気をつけて！」と訳されるのをご存じの方も多いでしょう。つまり、介護とは、本来このような相手を気遣う気持ちから始まる行為なのです。ところが、介護する期間が長くなるにつれて、いつの間にか、相手を気遣う「ケア」だったはずの行為が、「コントロール」に変わってしまうことがあります。介護という行為そのものが内包する矛盾が、介護を虐待に変えてしまうことがあるのです。

ケアとコントロールの間で

介護には、世話をする行為だけでなく、愛情や心配、気遣いや思いやりなどの情緒面が必ず含まれます。家族や友人同士ならばもちろん、プロの介護士やヘルパーによる介護にも、それらは含まれます。相手のことを心配したり、親身になったりすることなしに、介護は成立しないのです。

一方、このような感情を伴う親密な間柄では、互いの関係が対等であることが重要です。たとえば、友だち同士で借金をした場合。お金を借りた方は、少しでも早く借金を返したいと思うでしょうし、お金を返すときには、借りた金額だけでなくお礼の品を添えたりするのではないでしょうか。この、お金とは別に添える「お礼の品」が、上下のついてしまった2人の関係を対等に戻すためのお返し、すなわち「返報」です。

お金の貸し借りをすると、貸した方は立場が上に、借りた方は立場が下になります。それまでの友人同士の対等な関係が対等でなくなり、借りた方は金銭的な負債だけでなく、心理的な負債感も負うのです。この〝下の立場〟を挽回するには、金銭的な負債を返すだけでは十分ではありません。お礼の品という返報を相手に渡し、相手から「ありがとう」と言われることで、ようやく心理的な負債感を返すことができるのです。

介護する人とされる人も、本来は互いの関係が対等であることが望ましいのですが、それが非常に難しいのです。介護される人は、介護してくれる人に対して、何かをしてあげられる心身の状態ではないからです。ホームヘルパーに報酬を支払ったり、子どもに遺産を残したりすれば、何かをしてあげたことになり、負債感は消えるのではないかと考える人もいると思いますが、そうではありません。報酬や遺産は介護という〝行為〟への返報とはなっても、介護する〝気持ち〟への返報にはならないのです。借りたお金を返しただけで、お礼の品が渡せていないのです。

このような心理的な負債感がある状態で、さらに介護が続けば、介護される人は負債感を通り越して苦痛を感じるようになります。そして、介護という行為が自分に苦痛を与えるもの、すなわち自分を支配するものと映り、介護する人にコントロールされているように感じてしまうのです。

認知症の人が、必ずしもこのような負債感を感じているかどうかはわかりません。しかし、鍋を焦がした私の祖母が、自分では焦がした記憶がないのに新しい鍋を買いに行ったのは、母に責められたからであり、言い換えれば、母の感情的支配に屈したからです。やはり、心理的負債感を感じていたと言わざるを得ません。心理的負債感を抱え、自分の方が立場が下だと感じているからこそ、介護する人の言うことに抵抗できず、服従してしまったのです。

では、介護する人はどうでしょうか？　相手からの返報が期待できないために、介護する人も、しだいに「報われない」と感じるようになっていきます。そして、愛情や思いやりから始まったはずの行為、すなわちケアが、愛情のない単なる行為になっていきます。こうなると、何のために介護しているのかわからなくなり、介護する人もまた、介護される人に束縛され、自由を奪われ、コントロールされていると感じるようになるのです。

このような状況を打開するには、〝小さな返報〟をいくつも積み重ねることが有効です。たとえば、認知症の人にもできる簡単な作業、タオル畳みなどを手伝ってもらいます。すると、介護する人から「ありがとう。助かったわ」と感謝されることで、認知症の人は心理的負債感を解消することができます。介護する人は、認知症の人が満足そうな顔を見せたことで、返報をもらった気持ちになります。食事のとき、介護する人が「私の作ったものを食べてくれて嬉しいわ。ありがとう」と言うことで、認知症の人は心理的負債感を解消することができます。介護する人は、認知症の人がおいしそうに食べるのを見ることで、返報をもらった気持ちになります。

本当にささやかなことですが、このようなことの積み重ねが、介護、中でも特に認知症の介護においては、重要なのです。

2 「介護は家族にされてこそ幸せ」という神話

私たちの心にある「家族介護の神話」を超えて

あなたは、「家族神話」という言葉をご存じでしょうか？　家族神話とは、「家族の間に秘密があってはならない」「夫婦は言葉に出さなくてもわかり合える」「波風の立たないことが家族の幸せだ」といった、いわば建前です。一見、幸福な家族とはこうだろうと思わせるのですが、実際にはこのような家族はあり得ないわけで、それが「神話」と呼ばれるゆえんです。

このような神話は、介護に関してもあります。「介護は家族にされてこそ幸せだ」「親や配偶者の介護をするのは、家族の愛情の表れだ」「親や配偶者の介護を、つらいと感じてはならない」等々です。これらは、あくまでも神話であり、真実ではありません。

ところが、家族神話に関しては「家族の間にだって、秘密はあるさ」と思っている人が、介護に関しては「介護は家族にされるのがいちばんだ」などと、神話を信じている場合が、少なからずあります。

しかし、「家族介護の神話」にとらわれていると、介護する人もされる人も、ネガティブな感情を表に出すことができず、不満が蓄積し、やがて爆発してしまいます。たとえば、介護する人は「なんで私の貴重な時間を、この人のために費やさなければならないのか」「もっと感謝してくれてもいいのに」と思っても、「親や配偶者の介護をつらいと感じるなんて、私はどうかしている」と自分を責め、不満をのみ込みます。介護される人は、「なんでもっときちんと介護してくれないのか」「気持ちをわかってもらえない」と思っても、「家族に介護されているのだから、私は幸せなのだ。文句を言ってはいけない」と、やはり不満をのみ込むのです。

この状態が長く続けば、2人の間にあるのはケアではなく、コントロールだけになってしまいます。そして、行き着く先は虐待や心中、介護殺人などです。そうならないためには、家族介護の神話を打ち破ること、具体的には、介護の関係に他者を入れることが重要です。私の母は、自分一人ではもうどうにもならなくなったとき、姉に助けを求めました。「親の介護をつらいと思ってはいけない」という神話から抜け出し、自分のつらさを表明して、他者の手を借りたのです。

幸い今は介護保険制度がありますし、介護系や助け合いのＮＰＯなどもあります。公共、民間を問わず活用できるものは活用し、社会的サポートを受け入れて、ケアがコントロールに変わってしまわないようにすることが大事なのです。

おわりに

本書には、私の祖母を含めて20例の、認知症の方々とその方々を介護するご家族が登場しました。氏名を示していない例では、複数のケースを合わせて1つの例としていますが、いずれにしても、そのすべてが、唯一無二の人生における、貴重な経験の記録です。すべての方々に感謝申し上げます。

特に、克明な記録やご著書の一部を実名で引用することをお許しくださった、越智須美子様、加畑裕美子様、新井雅江様には、家族が介護することのつらさと同時に、その体験が家族の人生の中にいかに重要な位置を占めるようになるか、ということを改めて認識させていただきました。重ねてお礼を申し上げます。

読者の皆様には、その経験を断片的に切り出してお伝えすることしかできませんでした。しかし、一断面とはいえ、認知症の人と介護する人の思いや経験を、読者の皆様に橋渡しすることができたとすれば、本書の役割は果たせたのかもしれません。ここまで本書におつきあいくださった、読者の皆様にも感謝申し上げます。

本書でご紹介した20のケースには、私が介護のプロの方々といっしょに検討したケースや、私が個人的に検討したケースなど、さまざまな場面や形式で分析した結果を用いています。分析の手法については、主に、268〜269ページにあげた私の著書や論文に基づいていることを記して、本書を閉じることに致します。

2012年7月

佐藤眞一

著書

1．佐藤眞一・米山淑子編（1996）『【事例集】高齢者のケア　第4巻　不安／訴え／心気症状』中央法規出版
2．佐藤眞一編著（2000）『介護カウンセリングの事例』一橋出版
3．佐藤眞一訳，Miller, E. and Morris, R.著（2001）『痴呆の心理学入門』中央法規出版
4．佐藤眞一監修（2004）『富美岡荘物語』中央法規出版
5．佐藤眞一監修（2006）『「結晶知能」革命』小学館
6．佐藤眞一編著（2006）『事例のまとめ方と発表のポイント』中央法規出版
7．佐藤眞一・大川一郎・谷口幸一編著（2010）『老いとこころのケア―老年行動科学入門―』ミネルヴァ書房
8．佐藤眞一監修（2010）『調査・事例研究から読み解く高齢者の心と体　ケアに生かすQ&A』コミュニティケア臨時増刊号，日本看護協会出版会

論文

1．佐藤眞一（1998）老親を介護するこころ，発達，73，44-52.
2．佐藤眞一（2000）情景画課題を用いた老年期痴呆患者における状況認知の特徴およびその精神症状・異常行動との関連．明治学院大学心理学紀要，10，17-28.
3．佐藤眞一（2000）痴呆性高齢者の行動から何を見出すことができるのか―異常行動から意思を読む―．痴呆介護，1(3)，22-26.
4．川口裕見・佐藤眞一（2002）痴呆性高齢者の認知能力の他者評価に関する研究．高齢者のケアと行動科学，8(2)，37-45.
5．伊藤信子・中島　恵・佐藤眞一（2002）高齢者の他者感情理解における痴呆および思考の硬さの影響．高齢者のケアと行動科学，8(2)，46-57.
6．佐藤眞一（2005）パーソナルケア（施設版）―問題解決型高齢者ケアの方法―．明治学院大学心理学部付属研究所紀要，3，15-25.
7．佐藤眞一（2005）老年期の家族と介護．老年精神医学雑誌，16，1409-1418.
8．佐藤眞一（2005）認知症患者と介護する家族を支える．家族ケア，3(5)～4(3)（連載5回）
9．島内　晶・佐藤眞一（2009）高齢者の虚偽記憶の特徴とその低減の

ための諸条件に関する展望, 心理学評論, 52,311-321.
10. 島内　晶・佐藤眞一・権藤恭之・増井幸恵・稲垣宏樹・広瀬信義 (2010) 百寿者介護へのソーシャル・サポート―三者モデルによる考察―. 高齢者のケアと行動科学, 15, 34-47.
11. 佐藤眞一・島内　晶 (2011) ADL障害の評価とリハビリテーション, 老年精神医学雑誌, 22, 302-311.
12. 佐藤眞一 (2011) 行動科学と高齢者ケア―行動科学の意義と役割―. 高齢者のケアと行動科学, 16, 4-15.
13. 大川一郎・田中真理・佃志津子・大島由之・Lin Shuzhen・成本迅・本田憲康・河田圭司・田邊真弓・新見令子・鈴木信恵・宮　裕昭・山本哲也・佐藤眞一 (2011) レビー小体型認知症高齢者の介護抵抗への対応に関する実証的研究, 高齢者のケアと行動科学, 16, 61-81.
14. 佐藤眞一・小澤直人・島内　晶 (2011) 金銭や家族に対する心配から不穏不眠に陥ってしまう利用者へのアプローチ―『パーソナルケア』に基づく事例の検討：ケアプランの策定, 実践, 評価―. 高齢者のケアと行動科学, 16, 82-94.

著者略歴

佐藤眞一（さとう・しんいち）

1956年、東京都生まれ。大阪大学大学院人間科学研究科臨床死生学・老年行動学研究分野教授、博士（医学）。早稲田大学大学院文学研究科博士後期課程、東京都老人総合研究所研究員、ドイツ連邦共和国マックスプランク人口学研究所上級客員研究員、明治学院大学心理学部教授等を経て、現職。前日本老年行動科学会会長、日本応用老年学会理事、日本認知症ケア学会評議員、日本老年社会科学会評議員等を務める。主な著書に『ご老人は謎だらけ　老年行動学が解き明かす』（光文社新書）など。

ＳＢ新書　202

認知症《にんちしょう》　「不可解《ふかかい》な行動《こうどう》」には理由《ワケ》がある

2012年８月25日　初版第1刷発行
2014年10月21日　初版第5刷発行

著　者：佐藤眞一

発行者：小川 淳
発行所：ＳＢクリエイティブ株式会社
〒106-0032　東京都港区六本木 2-4-5
電話：03-5549-1201（営業部）

企画・編集：蔭山敬吾
構成・文：佐々木とく子
装　幀：ブックウォール
組　版：アーティザンカンパニー株式会社
印刷・製本：図書印刷株式会社

ISBN 978-4-7973-6819-2